手足口病诊疗指南及解读

2018 版

U0226085

国家卫生健康委员会医政医管局	指　　导
国家儿童医学中心（北京） 首都医科大学附属北京地坛医院	组织编写

主　审　倪　鑫

主　编　李兴旺　钱素云

副主编　于广军　陈　强　尚云晓　赵成松

编　委　（按姓氏拼音排序）

鲍一笑　陈　强　陈益平　陈志海　邓慧玲　高　洁

顾　芳　黄学勇　蒋荣猛　李　颖　李兴旺　刘　钢

刘春峰　刘清泉　陆国平　倪　鑫　钱素云　冉献贵

尚云晓　王　荃　王融冰　吴星东　许汴利　许红梅

许文波　杨　涛　杨巧芝　于广军　俞　蕙　张　婷

张国梁　张育才　赵成松

秘　书　蒋荣猛　王　荃

人民卫生出版社

图书在版编目（CIP）数据

手足口病诊疗指南及解读：2018 版 / 李兴旺，钱素云主编．
—北京：人民卫生出版社，2018
ISBN 978-7-117-26860-8

Ⅰ. ①手⋯ Ⅱ. ①李⋯ ②钱⋯ Ⅲ. ①手足口病 – 诊疗
Ⅳ. ①R512.5

中国版本图书馆 CIP 数据核字（2018）第 113896 号

人卫智网	www.ipmph.com	医学教育、学术、考试、健康，
		购书智慧智能综合服务平台
人卫官网	www.pmph.com	人卫官方资讯发布平台

手足口病诊疗指南及解读（2018 版）

主　　编：李兴旺　　钱素云
出版发行：人民卫生出版社（中继线 010-59780011）
地　　址：北京市朝阳区潘家园南里 19 号
邮　　编：100021
E - mail：pmph @ pmph.com
购书热线：010-59787592　010-59787584　010-65264830
印　　刷：北京画中画印刷有限公司
经　　销：新华书店
开　　本：710×1000　1/16　　印张：8
字　　数：143 千字
版　　次：2018 年 8 月第 1 版　2019 年 5 月第 1 版第 3 次印刷
标准书号：ISBN 978-7-117-26860-8
定　　价：25.00 元

打击盗版举报电话：**010-59787491**　**E-mail：WQ @ pmph.com**
（凡属印装质量问题请与本社市场营销中心联系退换）

手足口病诊疗指南(2018年版)专家委员会和《手足口病诊疗指南及解读(2018版)》编著者名单

(按姓氏拼音排序)

鲍一笑　上海交通大学医学院附属上海儿童医学中心
陈　强　江西省儿童医院
陈益平　温州医科大学附属第二医院
陈志海　首都医科大学附属北京地坛医院
邓慧玲　陕西省西安市儿童医院
高　洁　上海交通大学附属儿童医院
顾　芳　北京儿童医院保定医院
黄学勇　河南省疾病预防控制中心
蒋荣猛　首都医科大学附属北京地坛医院
李　颖　天津市第二人民医院
李兴旺　首都医科大学附属北京地坛医院
刘　钢　首都医科大学附属北京儿童医院
刘春峰　中国医科大学附属盛京医院
刘清泉　首都医科大学附属北京中医医院
陆国平　复旦大学附属儿科医院
倪　鑫　首都医科大学附属北京儿童医院
钱素云　首都医科大学附属北京儿童医院
冉献贵　安徽省阜阳市人民医院
尚云晓　中国医科大学附属盛京医院
王　荃　首都医科大学附属北京儿童医院
王融冰　首都医科大学附属北京地坛医院
吴星东　厦门市妇幼保健院
许汴利　河南省疾病预防控制中心
许红梅　重庆市儿童医院
许文波　中国疾病预防控制中心
杨　涛　云南省昆明市延安医院

杨巧芝　山东省聊城市人民医院
于广军　上海交通大学附属儿童医院
俞　蕙　复旦大学附属儿科医院
张　婷　上海交通大学附属儿童医院
张国梁　安徽中医药大学第一附属医院
张育才　上海交通大学附属儿童医院
赵成松　首都医科大学附属北京儿童医院

手足口病是由肠道病毒感染引起的一种儿童常见传染病，属于我国法定丙类传染病。

手足口病是全球性疾病，其中我国发病人数约占95%。手足口病在全国范围内普遍流行，传染性强、传播途径复杂、防控难度大，易出现聚集性病例和暴发疫情。近年来，我国每年报告手足口病病例数约200万例，其发病率、病死率居于法定丙类传染病首位，给我国儿童生命健康带来了严重威胁，同时也给社会和患儿家庭带来巨大的经济负担，成为备受关注的公共卫生问题。

我国政府历来十分重视传染病的防控工作，针对手足口病的高流行态势，国家卫生健康委员会（原卫生部）于2008年和2010年分别印发了《手足口病诊疗指南（2008年版）》和《手足口病诊疗指南（2010年版）》，2011年又印发了《肠道病毒71型感染重症病例临床救治专家共识》作为补充，这对指导医疗卫生机构落实科学的手足口病诊疗方案尤其是重症病例的救治工作起到了积极作用，手足口病的临床救治水平和科学防控水平逐渐得到很大提升，手足口病的重症率和病死率逐年下降。目前我国手足口病病原谱构成有所变化，不同病原所致的临床表现亦有所差异，特别是柯萨奇病毒A组6型（CV-A6）和10型（CV-A10）感染逐渐高发并伴有不典型的临床表现，同时，随着手足口病临床诊疗经验的不断积累、对手足口病发病机制的不断深入研究、临床诊断治疗技术和方案不断涌现、EV-A71疫苗的上市等等，这些变化对手足口病规范防治提出更新、更高的要求。因此，为了进一步规范和加强手足口病的临床管理，有效降低手足口病的重症率和病死率，科学推进手足口病规范诊疗工作，国家卫生健康委员会特组织国内感染性疾病、疾病预防控制、儿科、院感等相关领域的专家，历时近 10 个月完成《手足口病诊疗指南（2018 年版）》的制定，并于 2018 年 5 月 21 日正式印发全国。

《手足口病诊疗指南及解读》是我国乃至全球第一部手足口病规范诊疗教材，由国家卫生健康委员会医政医管局指导、国家儿童医学中心（北京）、首都医科大学附属北京地坛医院组织编写。本教材是在《手足口病诊疗指南（2018 年版）》的基础上，结合国内外有关手足口病基础及临床研究的最新成果，充分展示国内手足口病临床实践的优秀经验，编委们经过近 1 年的共同努力，以高度的责任感、科学专业的态度，数易其稿而完成。

本教材是《手足口病诊疗指南（2018 年版）》的重要组成部分，是手足口病规范防治的专业指导性诊疗方案，是规范手足口病临床诊疗行为、指导和促进手足口病防控的技术规范，是各级医疗机构开展手足口病规范防治宣贯工作的重要参考依据，适用于各级医疗卫生机构及疾病预防控制中心的培训和学习。

本教材内容涉及病原学、流行病学、发病机制及病理改变、临床表现、辅助检查、诊断标准、鉴别诊断、重症病例早期识别、治疗、预防等，系统分析了手足口病的疾病全貌，其中，对手足口病发病机制的梳理、临床分型分期的定义、诊断标准的确立、重症病例早期识别要点的整理等，为手足口病的临床诊断特别是重症病例的早期识别提供更具有操作性的指导；同时，本解读分析了目前手足口病的常用治疗方法，规范了抗病毒药物、糖皮质激素、丙种球蛋白等药物的临床应用，提出了手足口病防控工作的具体措施，这有助于规范手足口病的临床诊疗和防控工作，降低重症率和病死率。

《手足口病诊疗指南及解读》教材首次编写，难免存在不足之处，希望各级卫生行政部门和广大医务工作者提出宝贵的建议和意见，并及时反馈给编委会，以便再版时进行修改及完善，更好地为手足口病的规范防治工作服务。

最后，向为本书付出辛勤劳动的各位专家及相关工作人员表示衷心的感谢和崇高的敬意！

编者
二〇一八年七月

目　录

第一篇

手足口病诊疗指南
(2018 年版)

手足口病(hand foot and mouth disease,HFMD)是由肠道病毒(Enterovirus,EV)感染引起的一种儿童常见传染病,5 岁以下儿童多发。手足口病是全球性疾病,我国各地全年均有发生,发病率为 37.01/10 万 ~205.06/10 万,近年报告病死率在 6.46/10 万 ~51.00/10 万。为进一步规范和加强手足口病的临床管理,降低重症手足口病病死率,有效推进手足口病诊疗工作,根据手足口病诊疗新进展制定本指南。《手足口病诊疗指南(2010 版)》和《肠道病毒 71 型(EV71)感染重症病例临床救治专家共识》同时废止。

一、病原学

肠道病毒属于小 RNA 病毒科肠道病毒属。手足口病由肠道病毒引起,主要致病血清型包括柯萨奇病毒(Coxsackievirus,CV)A 组 4~7、9、10、16 型和 B 组 1~3、5 型,埃可病毒(Echovirus)的部分血清型和肠道病毒 71 型(Enterovirus A71,EV-A71)等,其中以柯萨奇病毒 A16 型(CV-A16)和 EV-A71 最为常见,重症及死亡病例多由 EV-A71 所致。近年部分地区 CV-A6、CV-A10 有增多趋势。肠道病毒各型之间无交叉免疫力。

二、流行病学

(一) 传染源

患儿和隐性感染者为主要传染源,手足口病隐性感染率高。肠道病毒适合在湿、热的环境下生存,可通过感染者的粪便、咽喉分泌物、唾液和疱疹液等广泛传播。

(二) 传播途径

密切接触是手足口病重要的传播方式,通过接触被病毒污染的手、毛巾、手绢、牙杯、玩具、食具、奶具以及床上用品、内衣等引起感染;还可通过呼吸道飞沫传播;饮用或食入被病毒污染的水和食物后亦可感染。

(三) 易感人群

婴幼儿和儿童普遍易感,以 5 岁以下儿童为主。

三、发病机制及病理改变

(一) 发病机制

肠道病毒感染人体后,主要与咽部和肠道上皮细胞表面相应的病毒受体结合,其中 EV-A71 和 CV-A16 的主要病毒受体为人类清道夫受体 B2(human scavenger receptor class B2,SCARB2)和 P 选择素糖蛋白配体 -1(P-selectin glycoprotein ligand-1,PSGL-1)等。病毒和受体结合后经细胞内吞作用进入细胞,病毒基因组在细胞质内脱衣壳、转录、组装成病毒颗粒。肠道病毒主要在扁桃体、咽部和肠道的淋巴结大量复制后释放入血液,可进一步播散到皮肤及黏膜、神经系统、呼吸系统、心脏、肝脏、胰脏、肾上腺等,引起相应组织和器官发生一系列炎症反应,导致相应的临床表现。少数病例因神经系统受累导致血管舒缩功能紊乱及 IL-10、IL-13、IFN-γ 等炎性介质大量释放引起心肺衰竭。

神经源性肺水肿及循环衰竭是重症手足口病患儿的主要死因,病理生理过程复杂,是中枢神经系统受损后神经、体液和生物活性因子等多因素综合作用的结果。

(二)病理改变

死亡病例尸检和组织病理检查发现:淋巴细胞变性坏死,以胃肠道和肠系膜淋巴结病变为主;神经组织病理变化主要表现为脑干和脊髓上段有不同程度的炎性反应、嗜神经现象、神经细胞凋亡坏死、单核细胞及小胶质细胞结节状增生、血管套形成、脑水肿、小脑扁桃体疝;肺部主要表现为肺水肿、肺淤血、肺出血伴少量的炎细胞浸润;还可出现心肌断裂和水肿,坏死性肠炎,肾脏、肾上腺、脾脏和肝脏严重的变性坏死等。

四、临床表现

(一)潜伏期

多为 2~10 天,平均 3~5 天。

(二)临床症状体征

根据疾病的发生发展过程,将手足口病分期、分型为:

第 1 期(出疹期)　主要表现为发热,手、足、口、臀等部位出疹,可伴有咳嗽、流涕、食欲不振等症状。部分病例仅表现为皮疹或疱疹性咽峡炎,个别病例可无皮疹。

典型皮疹表现为斑丘疹、丘疹、疱疹。皮疹周围有炎性红晕,疱疹内液体较少,不疼不痒,皮疹恢复时不结痂、不留疤。不典型皮疹通常小、厚、硬、少,有时可见瘀点、瘀斑。某些型别肠道病毒如 CV-A6 和 CV-A10 所致皮损严重,皮疹可表现为大疱样改变,伴疼痛及痒感,且不限于手、足、口部位。

此期属于手足口病普通型,绝大多数在此期痊愈。

第 2 期(神经系统受累期)　少数病例可出现中枢神经系统损害,多发生在病程 1~5 天内,表现为精神差、嗜睡、吸吮无力、易惊、头痛、呕吐、烦躁、肢体抖动、肌无力、颈项强直等。

此期属于手足口病重症病例重型,大多数可痊愈。

第 3 期(心肺功能衰竭前期)　多发生在病程 5 天内,表现为心率和呼吸增快、出冷汗、四肢末梢发凉、皮肤发花、血压升高。

此期属于手足口病重症病例危重型。及时识别并正确治疗,是降低病死率的关键。

第4期(心肺功能衰竭期)　可在第3期的基础上迅速进入该期。临床表现为心动过速(个别患儿心动过缓)、呼吸急促、口唇发绀、咳粉红色泡沫痰或血性液体、血压降低或休克。亦有病例以严重脑功能衰竭为主要表现,临床可见抽搐、严重意识障碍等。

此期属于手足口病重症危重型,病死率较高。

第5期(恢复期)　体温逐渐恢复正常,对血管活性药物的依赖逐渐减少,神经系统受累症状和心肺功能逐渐恢复,少数可遗留神经系统后遗症。部分手足口病例(多见于CV-A6、CV-A10感染者)在病后2~4周有脱甲的症状,新甲于1~2个月后长出。

大多数患儿预后良好,一般在1周内痊愈,无后遗症。少数患儿发病后迅速累及神经系统,表现为脑干脑炎、脑脊髓炎、脑脊髓膜炎等,发展为循环衰竭、神经源性肺水肿的患儿病死率高。

五、辅助检查

(一) 实验室检查

1. 血常规及C反应蛋白(CRP)　多数病例白细胞计数正常,部分病例白细胞计数、中性粒细胞比例及CRP可升高。

2. 血生化　部分病例丙氨酸氨基转移酶(ALT)、天门冬氨酸氨基转移酶(AST)、肌酸激酶同工酶(CK-MB)轻度升高,病情危重者肌钙蛋白、血糖、乳酸升高。

3. 脑脊液　神经系统受累时,脑脊液符合病毒性脑膜炎和(或)脑炎改变,表现为外观清亮,压力增高,白细胞计数增多,以单核细胞为主(早期以多核细胞升高为主),蛋白正常或轻度增多,糖和氯化物正常。

4. 血气分析　呼吸系统受累时或重症病例可有动脉血氧分压降低,血氧饱和度下降,二氧化碳分压升高,酸中毒等。

5. 病原学及血清学　临床样本(咽拭子、粪便或肛拭子、血液等标本)肠道病毒特异性核酸检测阳性或分离到肠道病毒。急性期血清相关病毒IgM抗体阳性。恢复期血清CV-A16、EV-A71或其他可引起手足口病的肠道病毒中和抗体比急性期有4倍及以上升高。

(二) 影像学检查

1. 胸部影像学　轻症患儿肺部无明显异常。重症及危重症患儿并发神经源性肺水肿时,两肺野透亮度减低,磨玻璃样改变,局限或广泛分布的斑片状、大片状阴影,进展迅速。

2. 颅脑 CT 和(或)MRI　颅脑 CT 检查可用于鉴别颅内出血、脑疝、颅内占位等病变。神经系统受累者 MRI 检查可出现异常改变,合并脑干脑炎者可表现为脑桥、延髓及中脑的斑点状或斑片状长 T1 长 T2 信号。并发急性弛缓性麻痹者可显示受累节段脊髓前角区的斑点状对称或不对称的长 T1 长 T2 信号。

(三) 心电图

可见窦性心动过速或过缓,Q-T 间期延长,ST-T 改变。

(四) 脑电图

神经系统受累者可表现为弥漫性慢波,少数可出现棘(尖)慢波。

(五) 超声心动图

重症患儿可出现心肌收缩和(或)舒张功能减低,节段性室壁运动异常,射血分数降低等。

六、诊断标准

结合流行病学史、临床表现和病原学检查做出诊断。

(一) 临床诊断病例

1. 流行病学史　常见于学龄前儿童,婴幼儿多见。流行季节,当地托幼机构及周围人群有手足口病流行,发病前与手足口病患儿有直接或间接接触史。

2. 临床表现　符合上述临床表现。

极少数病例皮疹不典型,部分病例仅表现为脑炎或脑膜炎等,诊断需结合病原学或血清学检查结果。

(二) 确诊病例

在临床诊断病例基础上,具有下列之一者即可确诊。

1. 肠道病毒(CV-A16、EV-A71 等)特异性核酸检查阳性。

2. 分离出肠道病毒,并鉴定为 CV-A16、EV-A71 或其他可引起手足口病的肠道病毒。

3. 急性期血清相关病毒 IgM 抗体阳性。

4. 恢复期血清相关肠道病毒的中和抗体比急性期有 4 倍及以上升高。

七、鉴别诊断

(一) 其他儿童出疹性疾病

手足口病普通病例需与儿童出疹性疾病,如丘疹性荨麻疹、沙土皮疹、水痘、不典型麻疹、幼儿急疹、带状疱疹、风疹以及川崎病等鉴别;CV-A6 或 CV-A10 所致大疱性皮疹需与水痘鉴别;口周出现皮疹时需与单纯疱疹鉴别。可依据病原学检查和血清学检查进行鉴别。

(二)其他病毒所致脑炎或脑膜炎

由其他病毒引起的脑炎或脑膜炎如单纯疱疹病毒、巨细胞病毒、EB病毒等,临床表现与手足口病合并中枢神经系统损害的重症病例表现相似。对皮疹不典型者,应结合流行病学史并尽快留取标本,进行肠道病毒尤其是EV-A71的病毒学检查,结合病原学或血清学检查结果做出诊断。

(三)脊髓灰质炎

重症病例合并急性弛缓性瘫痪时需与脊髓灰质炎鉴别,后者主要表现为双峰热,病程第2周退热前或退热过程中出现弛缓性瘫痪,病情多在热退后到达顶点,无皮疹。

(四)肺炎

重症病例可发生神经源性肺水肿,应与肺炎鉴别。肺炎患儿一般无皮疹,胸片可见肺实变病灶、肺不张及胸腔积液等,病情加重或减轻呈逐渐演变的过程。

八、重症病例的早期识别

重症病例诊疗关键在于及时准确地识别第2期和第3期,阻止发展为第4期。年龄3岁以下、病程3天以内、EV-A71感染为重症高危因素,下列指标提示患儿可能发展为重症病例危重型:

1. 持续高热 体温大于39℃,常规退热效果不佳。

2. 神经系统表现 出现精神萎靡、头痛、眼球震颤或上翻、呕吐、易惊、肢体抖动、吸吮无力、站立或坐立不稳等。

3. 呼吸异常 呼吸增快、减慢或节律不整,安静状态下呼吸频率超过30~40次/分。

4. 循环功能障碍 心率增快(>160次/分)、出冷汗、四肢末梢发凉、皮肤发花、血压升高、毛细血管再充盈时间延长(>2秒)。

5. 外周血白细胞计数升高 外周血白细胞计数≥15×10^9/L,除外其他感染因素。

6. 血糖升高 出现应激性高血糖,血糖>8.3mmol/L。

7. 血乳酸升高 出现循环功能障碍时,通常血乳酸≥2.0mmol/L,其升高程度可作为判断预后的参考指标。

九、治疗

(一)一般治疗

普通病例门诊治疗。注意隔离,避免交叉感染;清淡饮食;做好口腔和皮肤护理。

积极控制高热。体温超过38.5℃者,采用物理降温(温水擦浴、使用退热贴等)或应用退热药物治疗。常用药物有:布洛芬口服,5~10mg/(kg·次);对乙酰氨基酚口服,10~15mg/(kg·次);两次用药的最短间隔时间为6小时。

保持患儿安静。惊厥病例需要及时止惊,常用药物有:如无静脉通路可首选咪达唑仑肌内注射,0.1~0.3mg/(kg·次),体重<40kg者,最大剂量不超过5mg/次,体重>40kg者,最大剂量不超过10mg/次;地西泮缓慢静脉注射,0.3~0.5mg/(kg·次),最大剂量不超过10mg/次,注射速度1~2mg/min。需严密监测生命体征,做好呼吸支持准备;也可使用水合氯醛灌肠抗惊厥;保持呼吸道通畅,必要时吸氧;注意营养支持,维持水、电解质平衡。

(二)病因治疗

目前尚无特效抗肠道病毒药物。研究显示,干扰素 α 喷雾或雾化、利巴韦林静脉滴注早期使用可能有一定疗效,若使用利巴韦林应关注其不良反应和生殖毒性。不应使用阿昔洛韦、更昔洛韦、单磷酸阿糖腺苷等药物治疗。

(三)液体疗法

重症病例可出现脑水肿、肺水肿及心功能衰竭,应控制液体入量,给予生理需要量60~80ml/(kg·d)(脱水剂不计算在内),建议匀速给予,即2.5~3.3ml/(kg·h),注意维持血压稳定。休克病例在应用血管活性药物同时,给予生理盐水5~10ml/(kg·次)进行液体复苏,15~30分钟内输入,此后酌情补液,避免短期内大量扩容。仍不能纠正者给予胶体液(如白蛋白或血浆)输注。

有条件的医疗机构可依据中心静脉压(central venous pressure,CVP)、动脉血压(arterial blood pressure,ABP)等指导补液。

(四)降颅压

常用甘露醇,剂量为20%甘露醇0.25~1.0g/(kg·次),每4~8小时1次,20~30分钟快速静脉注射;严重颅内高压或脑疝时,可增加频次至每2~4小时1次。

严重颅内高压或低钠血症患儿可考虑联合使用高渗盐水(3%氯化钠)。有心功能障碍者,可使用利尿剂,如呋塞米1~2mg/kg静脉注射。

(五)血管活性药物

1. 第3期患儿血流动力学改变为高动力高阻力型,以使用扩血管药物为主。可使用米力农,负荷量50~75μg/kg,15分钟输注完毕,维持量从0.25μg/(kg·min)起始,逐步调整剂量,最大可达1μg/(kg·min),一般不超过72小时。高血压者应将血压控制在该年龄段严重高血压值以下(具体血压值见表1-0-1),可用酚妥拉明1~20μg/(kg·min),或硝普钠0.5~5μg/(kg·min),由小剂量开始逐渐增加剂量,直至调整至合适剂量,期间密切监测血压等生命体征。

2. 第4期血压下降时,可应用正性肌力及升压药物治疗,如:多巴胺5~20μg/(kg·min)、去甲肾上腺素0.05~2μg/(kg·min)、肾上腺素0.05~2μg/(kg·min)或多巴酚丁胺2.5~20μg/(kg·min)等,从低剂量开始,以能维持接近

表 1-0-1　儿童(≤5 岁)严重高血压参考值

性别	年龄	收缩压(mmHg)	舒张压(mmHg)
女	~3 岁	≥110	≥72
	~4 岁	≥112	≥73
	~5 岁	≥114	≥76
男	~3 岁	≥112	≥73
	~4 岁	≥114	≥74
	~5 岁	≥117	≥77

正常血压的最小剂量为佳。

以上药物无效者,可试用血管加压素或左西孟旦等药物治疗,血管加压素:20μg/kg,每 4 小时 1 次,静脉缓慢注射,用药时间视血流动力学改善情况而定;左西孟旦负荷剂量 6~12μg/kg 静脉注射,维持量 0.1μg/(kg·min)。

(六) 静脉丙种球蛋白

第 2 期不建议常规使用静脉丙种球蛋白,有脑脊髓炎和持续高热等表现者以及危重病例可酌情使用,剂量 1.0g/(kg·d),连用 2 天。

(七) 糖皮质激素

有脑脊髓炎和持续高热等表现者以及危重病例酌情使用。可选用甲基泼尼松龙 1~2mg/(kg·d),或氢化可的松 3~5mg/(kg·d),或地塞米松 0.2~0.5mg/(kg·d),一般疗程 3~5 天。

(八) 机械通气

1. 机械通气指征　出现以下表现之一者,可予气管插管机械通气:

(1) 呼吸急促、减慢或节律改变;

(2) 气道分泌物呈淡红色或血性;

(3) 短期内肺部出现湿性啰音;

(4) 胸部 X 线检查提示肺部明显渗出性病变;

(5) 脉搏血氧饱和度(SpO_2)或动脉血氧分压(PaO_2)下降;

(6) 面色苍白、发绀、皮温低、皮肤发花、血压下降;

(7) 频繁抽搐或昏迷。

2. 机械通气模式　常用压力控制通气,也可选用其他模式。有气漏或顽固性低氧血症者可考虑使用高频通气(high frequency ventilation,HFV)。

3. 机械通气参数调节目标　维持动脉血氧分压(PaO_2)在 60~80mmHg以上,动脉血氧饱和度(SaO_2)92%~97%,控制肺水肿和肺出血。

对于出现肺水肿或肺出血者或仅有中枢性呼吸衰竭者,按照机械通气呼吸机初调参数表(见表 1-0-2)进行调节。

表 1-0-2 机械通气治疗时呼吸机初调参数

类别	吸入氧浓度（FiO$_2$）	气道峰压（PIP）	呼气末正压（PEEP）	呼吸频率（f）	潮气量（Vt）
肺水肿或肺出血者	60%~100%	20~30cmH$_2$O（含 PEEP）	8~12cmH$_2$O	20~40 次 / 分	6~8ml/kg
仅有中枢性呼吸衰竭者	21%~40%	15~20cmH$_2$O（含 PEEP）	4~5cmH$_2$O	20~40 次 / 分	6~8ml/kg

若肺出血未控制或血氧未改善,可每次增加 PEEP 1~2cmH$_2$O,一般不超过 20cmH$_2$O,注意同时调节 PIP,以保证正常氧合水平。肺水肿及出血控制后,逐步下调呼吸机参数。

4. 机械通气管理

(1) 镇痛与镇静:气管插管前需要进行充分的镇静、镇痛处理。药物包括:咪达唑仑静脉泵注,0.1~0.3mg/(kg·h);芬太尼静脉注射,1~2μg/kg,注射时间>60 秒;芬太尼静脉维持泵注,1~4μg/(kg·h)。

(2) 机械通气过程中避免频繁、长时间吸痰造成气道压力降低,要保持气道通畅,防止血凝块堵塞气管导管。

5. 撤机指征

(1) 自主呼吸恢复正常,咳嗽反射良好;

(2) 氧合指数(PaO$_2$/FiO$_2$)≥200mmHg,PEEP<10cmH$_2$O 时,开始做撤机评估;

(3) 血气分析好转,胸片肺部渗出与肺水肿好转;

(4) 意识状态好转;

(5) 循环稳定。

(九) 其他

1. 血液净化　危重症患儿有条件时可开展床旁连续性血液净化治疗,目前尚无具体推荐建议。血液净化辅助治疗有助于降低"儿茶酚胺风暴",减轻炎症反应,协助液体平衡和替代肾功能等,适用于第 3 期和第 4 期患儿。

2. 体外生命支持　包括体外膜肺(extracorporeal membrane oxygenation, ECMO)、体外左心支持(extracorporeal left ventricular support, ECLVS)、或 ECMO+左心减压(LV vent)等。适用于常规治疗无效的合并心肺衰竭的危重型患儿,其中 ECMO+左心减压适用于合并严重肺水肿和左心衰竭的重症患儿。严重脑功能衰竭的患儿不建议使用。

(十) 恢复期治疗

针对患儿恢复期症状进行康复治疗和护理,促进各脏器功能尤其是神经系统功能的早日恢复。

(十一)中医辨证论治

手足口病属于中医"瘟疫、温热夹湿"等范畴,传变特点具有"卫气营血"的规律,根据病症,分期辨证论治。

1. 出疹期　湿热蕴毒,郁结脾肺证。

(1)症状:手、足、口、臀部等部位出现斑丘疹、丘疹、疱疹,伴有发热或无发热,倦怠,流涎,咽痛,纳差,便秘。甚者可出现大疱、手指脱甲。

(2)舌象脉象指纹:舌质淡红或红,苔腻,脉数,指纹红紫。

(3)治法:清热解毒,化湿透邪。

(4)基本方:甘露消毒丹。

(5)常用药物:黄芩、茵陈、连翘、金银花、藿香、滑石、牛蒡子、白茅根、薄荷、射干。

(6)用法:口服,每日 1 剂,水煎 100~150ml,分 3~4 次口服。灌肠,煎煮取汁 50~100ml,日 1 剂灌肠。

(7)加减:持续发热、烦躁、口臭、口渴、大便秘结,加生石膏、酒大黄、大青叶。

(8)中成药:可选用具有清热解毒、化湿透疹功效且有治疗手足口病临床研究报道的药物。

2. 风动期　毒热内壅,肝热惊风证。

(1)症状:高热,易惊,肌肉瞤动,瘛疭,或抽搐,或肢体痿软无力,呕吐,嗜睡,甚则昏矇、昏迷。

(2)舌象脉象指纹:舌暗红或红绛,苔黄腻或黄燥,脉弦细数,指纹紫滞。

(3)治法:解毒清热,息风定惊。

(4)基本方:清瘟败毒饮合羚角钩藤汤。

(5)常用药物:生石膏、水牛角、金银花、连翘、生大黄、黄连、丹皮、紫草、生地、钩藤、羚羊角粉。

(6)加减:高热持续,伴有神昏者加用安宫牛黄丸,伴有便秘加用紫雪散。

(7)用法:口服,每日 1 剂,水煎 100~150ml,分 3~4 次口服。灌肠,煎煮取汁 50~100ml,日 1 剂灌肠。

(8)中成药:可选用具有解毒清热、息风定惊功效且有治疗手足口病临床研究报道的药物。

3. 喘脱期　邪闭心肺,气虚阳脱证。

(1)症状:壮热,喘促,神昏,手足厥冷,大汗淋漓,面色苍白,口唇发绀。

(2)舌象脉象指纹:舌质紫暗,脉细数或沉迟,或脉微欲绝,指纹紫暗。

(3)治法:固脱开窍,清热解毒。

(4) 基本方:参附汤、生脉散合安宫牛黄丸。

(5) 常用药物:人参、制附片、麦冬、山萸肉、人工牛黄、羚羊角粉、炒栀子、黄连、天竺黄、石菖蒲、郁金。

(6) 用法:口服,每日 1 剂,水煎 100~150ml,分 3~4 次口服。灌肠,煎煮取汁 50~100ml,日 1 剂灌肠。

(7) 中成药:可选用具有固脱开窍、清热解毒功效且有治疗相关病症临床研究报道的药物。

4. 恢复期　气阴不足,络脉不畅证。

(1) 症状:乏力,纳差,或伴肢体痿软,或肢体麻木。

(2) 舌象脉象指纹:舌淡红,苔薄腻,脉细,指纹色淡或青紫。

(3) 治法:益气通络,养阴健脾。

(4) 基本方:生脉散合七味白术散。

(5) 常用药物:党参、五味子、麦冬、白术、茯苓、玉竹、藿香、木香、葛根。

(6) 用法:每日 1 剂,水煎分 3~4 次口服。

(7) 中成药:可选用具有益气、养阴、通络功效且有相关病症临床研究报道的药物。

(8) 非药物治疗:针灸、推拿等可帮助功能恢复。

注:处方药物具体剂量应根据患儿年龄规范使用,只适用于病症的治疗,不适用于疾病的预防。

十、预防

(一) 一般预防措施

保持良好的个人卫生习惯是预防手足口病的关键。勤洗手,不要让儿童喝生水,吃生冷食物。儿童玩具和常接触到的物品应定期进行清洁消毒。避免健康儿童与患手足口病儿童密切接触。

(二) 接种疫苗

EV-A71 型灭活疫苗可用于 6 月龄 ~5 岁儿童预防 EV-A71 感染所致的手足口病,基础免疫程序为 2 剂次,间隔 1 个月,鼓励在 12 月龄前完成接种。

(三) 加强医院感染控制

医疗机构应积极做好医院感染预防和控制工作。各级各类医疗机构要加强预检分诊,应有专门诊室(台)接诊手足口病疑似病例;接诊手足口病病例时,采取标准预防措施,严格执行手卫生,加强诊疗区域环境和物品的消毒,选择中效或高效消毒剂如含氯(溴)消毒剂等进行消毒,75% 乙醇和 5%来苏对肠道病毒无效。

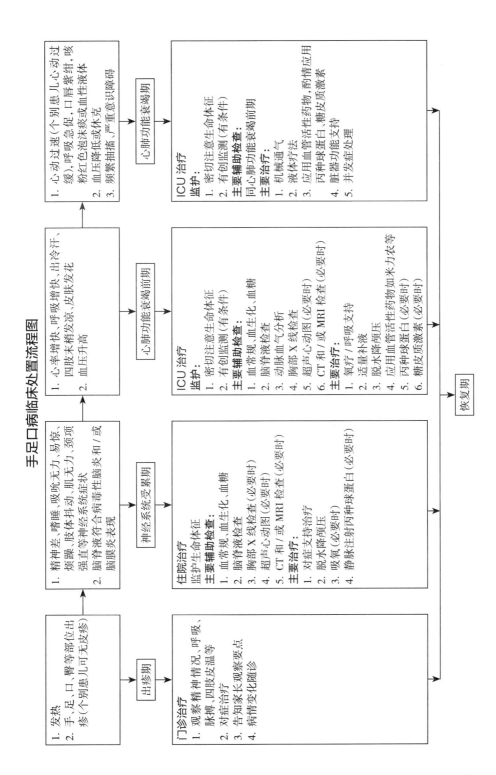

手足口病临床处置流程图

出疹期

1. 发热。
2. 手、足、口、臀等部位出疹（个别患儿可无皮疹）

门诊治疗
监护生命情况
1. 观察精神情况、呼吸、脉搏、四肢皮温等
2. 对症治疗
3. 告知家长观察要点
4. 病情变化随诊

神经系统受累期

1. 精神差、嗜睡、吸吮无力、易惊、烦躁、肢体抖动、肌无力、颈项强直等神经系统症状
2. 脑脊液符合病毒性脑炎和／或脑膜炎表现

住院治疗
监护生命体征
主要辅助检查：
1. 血常规、血生化、血糖
2. 脑脊液检查
3. 胸部 X 线检查（必要时）
4. 超声心动图（必要时）
5. CT 和／或 MRI 检查（必要时）
主要治疗：
1. 对症支持治疗
2. 脱水降颅压
3. 吸氧（必要时）
4. 静脉注射丙种球蛋白（必要时）

心肺功能衰竭前期

1. 心率增快、呼吸增快、出冷汗、四肢末梢发凉、皮肤发花
2. 血压升高

ICU 治疗
监护：
1. 密切注意生命体征
2. 有创监测（有条件）
主要辅助检查：
1. 血常规、血生化、血糖
2. 脑脊液检查
3. 动脉血气分析
4. 胸部 X 线检查
5. 超声心动图（必要时）
6. CT 和／或 MRI 检查（必要时）
主要治疗：
1. 氧疗／呼吸支持
2. 适量补液
3. 脱水降颅压
4. 应用血管活性药物如米力农等
5. 丙种球蛋白（必要时）
6. 糖皮质激素（必要时）

心肺功能衰竭期

1. 心动过速（个别患儿心动过缓）、呼吸急促、口唇紫绀、咳粉红色泡沫痰或血性液体
2. 血压降低或休克
3. 频繁抽搐，严重意识障碍

ICU 治疗
监护：
1. 密切注意生命体征
2. 有创监测（有条件）
主要辅助检查：
同心肺功能衰竭前期
主要治疗：
1. 机械通气
2. 液体疗法
3. 应用血管活性药物、酌情应用丙种球蛋白、糖皮质激素
4. 脏器功能支持
5. 并发症处理

恢复期

第二篇

《手足口病诊疗指南（2018 年版）》解读

第一章

病 原 学

第一节 肠道病毒

一、肠道病毒概述及引起手足口病的主要肠道病毒

手足口病（hand foot and mouth disease，HFMD）是一种儿童常见的急性传染病，由肠道病毒（enterovirus，EV）引起。EV 属于小核糖核酸病毒科、肠道病毒属。根据 EV 基因组和生物学特征，2017 年在新加坡召开的第十次病毒分类学大会上，将引起人类疾病的肠道病毒属中人肠道病毒（Human enterovirus，HEV）中 HEV-A、HEV-B、HEV-C 和 HEV-D 四个种改为 EV-A、EV-B、EV-C 和 EV-D，即在病毒名称上去掉了宿主类别。

EV-A、EV-B、EV-C 和 EV-D 四个种，包含脊髓灰质炎病毒（poliovirus，PV）、柯萨奇病毒（coxsackievirus，CV）、埃可病毒（echovirus，ECHO）及新型肠道病毒。EV 病毒体积小，呈球形，正 20 面体对称，含有 1 个单股正链 RNA 分子，大小为 7~8kb。病毒颗粒裸露无包膜和突起，主要包括 4 个病毒外壳结构蛋白（VP1、VP2、VP3 和 VP4）和 7 个非结构蛋白（2A、2B、2C、3A、3B、3C 和 3D），4 种结构蛋白中，VP4 包埋在病毒粒子外壳的内侧与病毒核心紧密连接，VP1~VP3 暴露在病毒颗粒表面，因而抗原决定簇基本位于 VP1~VP3 上。VP1 基因序列不仅可作为肠道病毒属内不同血清型分类的依据，也可作为小 RNA 病毒科内不同属分类的参考，VP1 基因为研究 EV 分型和遗传进化最重要的基因。EV 在 4℃可存活 1 年，在 -20℃可长期保存，在外环境污水中可存活数月，病毒在 100℃可被迅速灭活。

EV血清型众多,一种血清型的病毒往往可致几种疾病或病症,不同血清型病毒可以引起相同的临床表现,两种以上的肠道病毒能够同时在人体咽部和消化道的淋巴结复制。其中引起手足口病的血清型包括肠道病毒A组(enterovirus A)71型,柯萨奇病毒A组(coxsackievirus A,CV-A)2、4~7、9、10、16等型别,柯萨奇病毒B组(coxsackievirus B,CV-B)的1~3、5等型别,埃可病毒(ECHO)的部分血清型;以柯萨奇病毒A组16型(CV-A16)和肠道病毒A组71型(EV-A71)最为常见,但近年部分国家和我国一些省份柯萨奇病毒A组6型(CV-A6)引起的手足口病显著增加。柯萨奇病毒是最早被发现的手足口病的致病病原,EV-A71感染引起手足口病相关的报道则始自20世纪70年代初,1974年EV-A71在美国被首次报道。此后,EV-A71与CV-A16在人群中流行交替出现,成为手足口病流行的主要病原体。通常情况下,EV-A71感染引起的手足口病在临床症状方面与CV-A16引起的手足口病难以区别,但EV-A71引起严重的并发症,包括心肺并发症(如急性神经源性肺水肿、肺出血和心肌炎等)和神经系统并发症(如脑干脑炎、无菌性脑膜炎和脊髓灰质炎样麻痹等),在重症和死亡病例中的病原构成中占绝对优势。

二、肠道病毒A组71型

肠道病毒71型属于小RNA病毒科肠道病毒属A组EV。1974年Schmidt等人首次报道从表现为神经系统症状疾病的患者中分离到EV-A71,随后,世界上许多国家和地区相继报道了EV-A71在不同地区的流行情况。目前已知EV-A71的感染可以导致手足口病、疱疹性咽峡炎、无菌性脑脊髓膜炎、脑炎和脊髓灰质炎样的麻痹性疾病等,并可伴有严重的中枢神经系统并发症或致死性肺水肿。近年来,EV-A71的流行在亚太地区呈上升趋势,1975年保加利亚大流行,共有705名儿童受到感染,死亡44例;1998年我国台湾地区EV-A71大流行,有12万以上儿童被感染,死亡78例。因此,有关EV-A71的生物学特性、致病机制,以及对所引起疾病的诊断和预防等研究日益受到人们的重视。

EV-A71的基因组为含有大约7400个核苷酸的单股正链RNA。EV-A71衣壳蛋白VP1是该病毒主要的中和决定因子,它直接决定病毒的抗原性。基于VP1核苷酸序列的差异,将EV-A71分为A、B、C、D、E、F、G七个基因型;B型进一步划分为B0、B1、B2、B3、B4、B5、B6、B7亚型;C型也进一步划分为C1、C2、C3、C4、C5、C6亚型。而我国流行的EV-A71主要为C4基因亚型,根据我国EV-A71 C4基因亚型的变异变迁,又将EV-A71划分为C4a和C4b两个进化分支,1998~2004年我国以C4b为绝对优势型别,2003~2008年间C4b和C4a进化分支并存,并出现C4b向C4a抗原性转变,2008年以后C4a成为绝对优势型别,2008 年 C4a 导致阜阳地区出现聚集性死亡病例,之后的 10 年间 C4a 也是引起我国手足口病重症和死亡病例的绝对优势病原。

EV-A71 感染的潜伏期一般为 2~10 天,平均为 3~5 天。但是患者或亚临床感染者的粪便和含漱液中的排毒期可达 1 周或更长。EV-A71 在致病性方面具有肠道病毒所共有的特点,即相同血清型的毒株在同一地区可引起临床症状相同的疾病暴发,有时也会引起临床症状不同的散发病例或流行。

三、柯萨奇病毒 A 组 16 型

柯萨奇病毒感染可以导致多种疾病,从较轻的呼吸道感染,到严重的心肌炎、心包炎及神经系统的一些疾病,甚至导致患儿死亡。柯萨奇病毒的型别较多,已知有 27 个血清型。

柯萨奇病毒于 1948 年首次被分离出,早期发现的手足口病病原体主要为 CV-A16。此后,EV-A71 感染与 CV-A16 感染交替出现,成为手足口病的主要病原体。

CV-A16 基因组全长约 7410 个核苷酸,包括 5' 和 3' 端非编码区和中间一个大的开放读码框,依次由 VP4、VP2、VP3、VP1、2A、2B、2C、3A、3B、3C、3D 这 11 个基因组成。主要编码产生病毒结构蛋白和病毒复制所需要的酶类,其中 VP1 区长 891bp,编码含 297 个氨基酸的 VP1 蛋白。CV-A16 可以在横纹肌肉瘤细胞(rhabdomyosarcoma cells,RD 细胞)复制。

在潜伏期末期或前驱期以及在此后的 1 周左右可自咽洗液或咽拭子标本中分离到病毒。患病后的第 1 周排毒量最高,以后逐渐下降。病毒还可以从患者的脑脊液、疱疹液、血液、尿、胸腔积液、心包液、骨髓等处检出,在死亡患者的各种脏器如心、脑、肝、脾、肾、睾丸等以及肌肉中也可分离到病毒。

病毒在体内的不断复制,促使人体产生一种具有抑制病毒复制的干扰素,当干扰素及特异性中和抗体在血中出现时,病毒即自血循环中消失。唾液及肠分泌物中的分泌性 IgA 是各种免疫球蛋白中最早出现的,有阻抑病毒自消化道侵入体内的作用。继而在血中出现 IgM,自病程第 1 周起迅速上升,于 3~4 周下降或消失。IgG 型中和抗体于感染后 7~14 日出现,3~4 周达高峰,并可维持多年。补体结合抗体与中和抗体同时出现,但仅维持 2~3 个月。

四、柯萨奇病毒 A 组 6 型

90% 以上的手足口病病例都是由 EV-A 引起的,监测数据显示,引起我国 2008~2012 年手足口病的主要病原体为 EV-A71 和 CV-A16,两种病原体交替流行。但是 2013 年以来不断报道由 CV-A6 引起的大规模手足口病暴发,

2013年和2015年在我国一些省市,CV-A6甚至已经超过EV-A71和CV-A16成为导致手足口病的主要病原体。

CV-A6属于EV-A,1949年在美国的纽约首次分离得到;CV-A6引起的手足口病的临床症状与EV-A71和CV-A16有所不同,和典型的手足口病临床表现相比,CV-A6经常引起"非典型手足口病"(atypical HFMD,aHFMD),疱疹除手、足、口周外还往往蔓延至颈部、躯干及四肢等处,部分患者还合并脱甲病。CV-A6引起的部分病例与普通手足口病相比,皮疹和发热症状更为严重,包括持续高热,湿疹与大水疱常蔓延全身,临床上需与湿疹性皮炎、疱疹性湿疹等疾病相鉴别。CV-A6偶尔也会引起重症手足口病,严重时可导致脑炎等神经系统疾病。

近年来,全世界许多国家和地区都有过CV-A6暴发的报道。自从2008年由CV-A6引发的手足口病在芬兰暴发后,世界上许多其他国家也暴发了以CV-A6为主要病原体的手足口病。在2009~2011年CV-A6在法国、西班牙等其他欧洲国家流行传播。自2009年开始,CV-A6成为亚洲国家手足口病的最主要病原体之一。2013年以来,CV-A6也在中国大陆某些省份中成为手足口病的主要病原体之一。

根据CV-A6的VP1核苷酸序列差异,可将CV-A6分为A、B、C、D四个基因型,B、C、D基因型又可以进一步划分为B1、B2,C1、C2和D1、D2、D3基因亚型。中国自2013年大规模流行的CV-A6毒株以D3基因亚型的D3a进化分支为绝对优势型别。我国大陆的CV-A6流行可概括为三个阶段。第一阶段:2008年及以前流行的CV-A6可能以D2基因亚型为优势基因亚型;第二阶段:2009~2013年,D2与D3基因亚型共同流行,且D3为优势基因亚型,出现D2和D3基因亚型的更替;第三阶段:2013年及以后流行的CV-A6,D2基因亚型几乎消失,D3基因亚型尤其是D3a进化分支毒株成为引起大规模暴发的CV-A6的绝对优势基因亚型。

第二节　病原学检测和监测方法

主要包括针对不同类型临床标本及处理、直接检测病毒核酸、病毒分离与鉴定、血清学抗体检测等诊断方法。

一、病原学检测

(一)临床标本

1. 标本类型　多种标本均可用于EV临床检测。一般来说,用于EV临床检测的理想标本应是:感染急性期从病变部位或具有临床症状的部位采集的相应标本。例如:可采集具有皮肤疱疹病例的疱疹液、具有中枢神经系统症状病例的脑脊液、出现心肌损伤病例的心包液等。手足口病患者发病急性期可从咽部排毒和消化道排毒,临床上通常采集咽拭子、粪便和肛拭子用于EV病原学检测。

可用于EV病毒感染实验室病原学检测的临床标本类型有:呼吸道标本(咽拭子)、粪便及肛拭子、疱疹液、结膜拭子、脑脊液、心包液,以及其他病变组织(心肌、脑组织等)。

处理具有潜在EV感染性的标本,均应在生物安全二级实验室的二级生物安全柜中进行操作,并根据相关要求做好个人防护。

2. 标本的处理

(1)粪便标本:由于粪便标本成分较为复杂,含有的细菌、真菌、毒素等成分可干扰后续的EV分离培养以及EV核酸直接检测。粪便标本应事先用氯仿进行处理,然后用于EV的病原学检测。氯仿处理过程可灭活有包膜的微生物(细菌、真菌、含包膜病毒等),以及大部分脂溶性毒素,并充分分散聚集成团的EV。

操作过程及步骤:①在生物安全柜中,取约2g粪便标本、10ml含有抗生素的完全PBS(含钙、镁离子的磷酸缓冲液)、1ml氯仿,加入50ml耐氯仿的离心管中。②使用机械振荡器剧烈振荡20分钟,制成粪便悬液。③使用低温挎篮式离心机(bucket centrifuger),4℃条件下,1500g离心力,水平离心20分钟。离心后,包含有脂溶性毒素以及有包膜微生物的氯仿位于底层,EV则位于上层的PBS中。④在生物安全柜中,将含有EV的上清液转移至无菌的内螺旋冻存管中,用于后续检测。⑤分别吸入2个有外螺旋盖的冻存管中(如上清液不清澈,应再用氯仿处理一次);一管粪便悬液冻存于-20℃作为备份,另一管存于4~8℃以备接种。

(2)肛拭子的处理可参考粪便标本的处理。

(3)咽拭子标本:咽拭子要在标本运输(保存)液中充分搅动,洗下拭子上黏附的病毒及含有病毒的细胞等。然后,在4℃条件下,10 000rpm离心20分钟,上清液用于后续病原学检测。如果标本用于病毒分离,标本应在标本运输(保存)液中4℃过夜,目的是使标本运输(保存)液中的抗生素杀死细菌后再接种细胞;如果接种细胞后发现有细菌污染,则应使用无菌滤器对原始标本进行过滤以去除细菌。其他呼吸道标本处理可参考咽拭子。

(4)其他标本:脑脊液、疱疹液、心包液标本4℃条件下离心去除杂质后,可直接用于后续检测。结膜拭子的处理可参考咽拭子。

(5)新鲜组织标本:标本采集后应置于超低温保存(液氮),处理过程应保证低温条件(如置于冰上进行操作),加入病毒保护液后进行物理研磨,制备成组织匀浆。离心去除杂质后,上清液用于病毒分离培养或核酸直接检测。经过醛固定石蜡包埋处理的标本,由于病毒已被灭活,因此标本不能用于病毒分离。醛类处理会导致病毒核酸的降解和片段化,使核酸检出率下降。目前,有专门用于此类组织标本中 RNA 或 DNA 提取的商品化试剂盒,可在一定程度上提高核酸的提取和纯化效率。

3. 标本的质量控制　良好的标本质量决定 EV 检出成功率。高质量病原学标本应在发病后尽早采集最适宜的标本种类。标本采集后置于合适的标本保存液中,在 4℃条件下保存和运输。如不能在 24 小时内进行处理,则应置于 −20℃冻存。处理过程中标本应清楚标注,使用无菌、无核酸污染的一次性耗材,严格避免处理过程中标本的微生物污染,并避免标本间的交叉污染。

(二)病毒分离

病毒分离技术是分子检测技术发明之前,用于 EV 检测的基本实验技术。大多数 EV 病毒可在多种人源或灵长类来源细胞系上进行复制。但由于每种细胞系对不同 EV 的敏感性不同,没有任何一种细胞系可以分离到所有型别的 EV。一般通过增加使用具有不同分离谱的细胞系种类,来增加 EV 分离敏感性。最为常用的细胞系有:人横纹肌肉瘤细胞系(rhabdomyosarcoma,RD)、人喉癌上皮细胞系(human laryngeal epidermoid carcinoma,HEp-2)、非洲绿猴肾细胞系(Vero)等。转基因表达人 CD155 的鼠源细胞系(L20B)可用于 PV 的筛选。某些型别的 EV 不易在细胞系上复制(如:柯萨奇病毒 A 组部分型别),可在乳鼠上进行分离和培养。

在敏感细胞系上,EV 复制后可导致细胞的裂解,出现典型的致细胞病变效应(cytopathogenic effect,CPE)。CPE 大多可在接种后 7 天内出现,正常细胞形态发生改变:显微镜下细胞变圆、缩小、细胞核固缩、折光率增加、细胞变性。使用细胞系进行 EV 分离时,一般需至少盲传 2 代,每代维持 5~7 天。此外,一些型别的 EV 在某些细胞系上无明显 CPE,这时需要借助分子生物学方法确定 EV 是否分离成功。

某些标本中含有的细胞毒性物质可在首次接种后 24 小时内引起细胞毒性反应,导致细胞坏死、脱落。细胞毒性反应有时不易与 CPE 进行区分,这些已接种标本的试管应在 -20℃冻存,融化后取 0.2ml 接种到同一类型细胞中(此时是第二代)。如果又出现了毒性反应,取原始标本用 PBS 稀释 10 倍,再次接种到同种细胞中。这时应被认为是第一代。

(三)核酸检测

普通反转录 - 聚合酶链反应(reverse transcriptase-polymerase chain reaction,RT-PCR),尤其是实时荧光 RT-PCR(real-time RT-PCR,rRT-PCR)具有快速、灵

敏、特异的特点,被广泛应用于 EV 的核酸检测。EV 在 5' UTR 较为保守,以此作为检测靶基因的 RT-PCR 和 rRT-PCR 方法可用于 EV 的定性检测。而以 VP1 编码区作为检测靶基因的核酸扩增则可用于 EV 血清型别的鉴定。由于不同型别间 VP1 编码区核苷酸序列差异较大,且每个血清型的 VP1 区不同基因型或亚型的基因也有一定差异,因此对每个血清型的检测,需针对不同型别的 EV 设计特异引物或探针;引物、探针与病毒基因不匹配会导致 PCR 体外扩增失败,导致假阴性结果的出现。

现阶段,针对手足口病商业化检测试剂盒可以多通道同时鉴定手足口病标本中是否有肠道病毒及其主要病原 EV-A71 和 CV-A16,解决了单管多次检测病原体的繁琐操作过程。该方法克服了多套引物和探针在同一管中反应时的相互干扰,减少了工作负荷和费用,成为手足口病哨点监测多个病原快速筛选的一种常规方法。该法检测 EV-A71、CV-A16 和其他肠道病毒快捷、敏感度高、特异性强,其中双重、三重 rRT-PCR 能在一次检测中同时对 2 种或 3 种病毒进行特异性筛选,提高了检测效率;如 EV-A71、CV-A16 阴性,而肠道病毒阳性,提示该患者为非 EV-A71、CV-A16 的其他肠道病毒引起的感染。

(四)EV 血清型和基因型别鉴定

体外微量中和实验,是分子生物学技术发明之前用于 EV 型别鉴定的方法。用不同型别 EV 标准株免疫动物后制备的组合抗血清,被用于 EV 的中和定型。但由于中和实验耗时耗力,并且随着 EV 新型别的不断被发现,使用中和实验进行型别鉴定的方法已不再实用。近 20 年来核酸体外扩增和基因序列测定和分析技术的发展,使 EV 分子生物学型别鉴定变得越来越普及。研究表明结构蛋白编码区,尤其是 VP1 编码区序列与血清型别具有较好的对应关系,基于 VP1 编码区的序列测定和分析是目前用于 EV 血清型别和基因型鉴定的标准方法。

(五)病原学结果的临床意义

从病变部位(疱疹液、病理标本、尸检标本或脑脊液)分离到 EV 或检测到 EV 核酸,即可确认 EV 为引起相应临床症状的病原。EV 存在较大比例的亚临床感染,因此,从咽拭子或粪便和肛拭子中检测到 EV 病毒或核酸后,还需结合流行病学数据和临床表现进行具体分析,以确定 EV 是否为致病病原。

二、血清学检测

EV 感染后可诱导特异性体液免疫,产生特异性的中和抗体。患者的急性期 - 恢复期配对血清进行抗体的血清学检测,恢复期血清特异中和抗体的 4 倍或 4 倍以上升高可作为 EV 感染的血清学诊断依据。但某些 EV 感染病例的恢复期中和抗体升高水平 <4 倍,甚至低于急性期,可能是由于恢复期血

清标本采集较迟所致。也有学者认为,是由于某些个体 EV 感染后潜伏期较长,出现临床症状时,中和抗体水平已经有了显著升高。由于中和抗体检测耗时耗力,一般不用于 EV 感染的实验室诊断,多用于人群血清流行病学研究。

急性期血清中特异性 IgM 抗体检测,可用于病毒急性期感染的血清学诊断,但由于引起手足口病的 EV 血清型有 30 多个,尚无针对 EV-A71 和 CV-A16 以外的其他 EV 的血清学 IgM 试剂。

EV-A71 病毒触发 IgM 应答早在病毒感染 2 天后出现,用 ELISA 法可从发病 2 天后患儿血清中检测出特异性 IgM 抗体(假阳性率约 11.4%,来源于交叉反应),血清中 IgM 抗体含量在感染后 6~16 天内持续增加,随后出现下降。EV-A71 感染后 2~7 天内血清 IgM 阳性率为 94.7%,感染 1~5 周内血清 IgM 阳性率为 100%。而 CV-A16 在发病 8 天后血清 IgM 阳性率达 100%。EV-IgM 通常在血清流行病学研究中提示肠道病毒感染,具有较好的敏感性,但严格来说不能被认为具有肠道病毒血清型特异性。早期研究中有通过靶向 EV-A71-VP1 的 IgM 捕获技术,以提高 IgM 检测的特异性,但研究表明仍然很难避免交叉免疫反应,尤其出现于 CV-A16 和 E-6 感染的样本中。近期研究有人提出使用重组 VP1 片段的抗 EV-A71 IgM 抗体捕获的检测方法(保留 EV-A71 的 VP1 区 N 段,在 A-C 基因型中高度保守的 6~43 个氨基酸,去除具有交叉反应的片段),能保证 EV-A71 检出的特异性,而使用 WB 和 ELISA 方法的敏感性仅有 91.7% 和 77.8%,仍需进一步改进。此外,IgM 抗体在体内存在时间较长,EV-A71 存在较大比例亚临床感染,单份标本检测为阳性难以区别是急性期感染还是近期曾经感染。血清学检测 EV-A71 IgM 阳性,还需结合临床表现和流行病学数据综合判断是否为近期感染。

(许文波,许汴利,黄学勇,李兴旺,钱素云,蒋荣猛,
赵成松,陈强,王荃,刘钢,尚云晓,俞蕙,张婷)

第二章

流 行 病 学

第一节　流行概况和疾病负担

　　手足口病是一种全球性传染病,世界大部分地区均有流行报告。1957 年在新西兰首次出现手足口病疫情,1958 年分离到柯萨奇病毒 A 组 16 型(CV-A16),1959 年将其命名为"手足口病"。1969 年美国加利福尼亚州报告全球首例 EV-A71 感染病例。美国、澳大利亚、意大利、法国、荷兰、西班牙、罗马尼亚、巴西、加拿大、德国等国家都发生过由 EV-A71、柯萨奇病毒和埃可病毒的部分血清型引起的手足口病。CV-A16 和 EV-A71 是引起全球大规模手足口病暴发流行最常见的病原,EV-A71 还是引起重症和死亡的绝对优势病原。美国 1974 年首次从加利福尼亚州脑炎病例中分离到 EV-A71,2009 年回顾性研究表明 EV-A71 最早可追溯至荷兰 1963~1966 年间手足病患者标本。20 世纪 70~80 年代,EV-A71 在欧美地区出现暴发;20 世纪 90 年代末期之后,EV-A71 在亚太地区包括马来西亚、中国、日本、新加坡、越南、韩国和柬埔寨等国家和地区持续流行。

一、全球流行概况

(一) 欧美地区

　　1957 年在新西兰首次报道 CV-A16 引起的手足口病疫情,1969 年美国加利福尼亚州报告全球首例 EV-A71 感染病例,此后,CV-A16 和 EV-A71 在欧美流行交替出现,成为手足口病的主要病原体。

　　20 世纪 70 年代中期,欧美地区相继暴发由 EV-A71 为主引起的以无菌性脑膜炎、急性弛缓性麻痹、延髓受损和手足口病等为主要临床表现的疾病。1972~1973年、1986年和1999年澳大利亚,1975年和1978年在保加利亚和匈牙利,1986年和2007年在荷兰,分别发生EV-A71引起的手足口病流行。英国1994年发生了以CV-A16感染为主的手足口病暴发疫情,其他国家如法国、巴西、意大利、德国、西班牙、俄罗斯等国家先后有手足口病散发或暴发疫情的报道。

(二)亚太地区

近年来,手足口病的暴发流行主要集中在亚太地区,包括中国、马来西亚、日本、新加坡、越南、韩国和柬埔寨等。新加坡1970年首次报道手足口病,此后1972年和1981年又发生两次暴发,2000年发生较大规模的暴发疫情,报告3790例,其中7例患儿死亡,2001~2012年新加坡手足口病均有周期性流行,2008年,新加坡暴发大规模手足口病疫情,手足口病发病率从2009年的346.4/10万上升至2012年的698.8/10万,CV-A16和CV-A6同时成为其优势病原。

澳大利亚1972~1973年、1986年和1999年均发生过由EV-A71感染引起的手足口病流行,重症患者大多伴有中枢神经系统症状,一些患者还有严重的呼吸系统症状。

日本是已有资料记载中大规模暴发手足口病疫情最多的国家之一,首次报道于1960年。1969~1970年手足口病流行以CV-A16感染为主,1973年和1978年流行均为EV-A71引起,1982年发生较大规模的暴发疫情,此后在日本几乎每隔2~3年发生1次流行,主要为轻症病例,少数病例伴无菌性脑膜炎症状。

1997年,马来西亚出现手足口病的暴发和流行,报告2628例病例,其中39例为急性脊髓灰质炎样麻痹或无菌性脑膜炎,30多例患儿死亡,其平均年龄为1.5岁;2007年马来西亚再次出现大规模暴发流行,全国报告4380例,CV-A16是优势病原体。

越南在2005年报道手足口病疫情,2011年越南全国手足口病暴发流行,报告病例超过112 000例,其中169例死亡,主要为EV-A71引起。

1997年以后,以EV-A71感染为主的手足口病已在亚太地区多个国家和地区长期暴发流行,特别是并发中枢神经系统、肺出血、肺水肿和心衰导致死亡病例明显增多,成为亚太地区的重要公共卫生问题。

二、国内流行概况

我国香港地区1987年发生过由EV-A71感染引起的手足口病流行,2001年出现了首例死亡病例。1998年我国台湾地区发生由EV-A71感染引起的手足口病和疱疹性咽峡炎流行,共报告 129 106 例手足口病病例,其中 405 例伴有严重的中枢神经系统感染症状,78 例死亡,大多为 5 岁以下的儿童,在 782 例住院和门诊患者中,EV-A71 检出率 49.6%,CV-A16 检出率 28.9%。此后,又出现间歇性的手足口病流行。

我国大陆手足口病于 20 世纪 80 年代初在上海地区首次发现。1983 年在天津发生由 CV-A16 引起的手足口病暴发疫情,在经过 2 年的散发流行后,1986 年又在托儿所和幼儿园出现暴发,这是我国首次报告的较大规模的手足口病疫情。此后在北京、河北、天津、福建、吉林、山东、湖北和广东等 10 多个省、市陆续发生手足口病流行。我国于 1987 年首次从武汉一例手足口病成人患者中分离到 EV-A71,并于 1998 年首次在广东深圳分离到 C4 基因亚型 EV-A71。2007 年以前 EV-A71 相关手足口病以散发为主,2007 年和 2008 年分别在山东临沂和安徽阜阳发生以 EV-A71 为主的手足口病暴发疫情,引起聚集性死亡病例,2008 年及之后在全国范围内广泛暴发流行,2009~2017 年的手足口病的报告发病率依次为 86.59/10 万、132.35/10 万、120.21/10 万、160.17/10 万、134.37/10 万、203.16/10 万、146.60/10 万、178.16/10 万、139.84/10 万;而报告病死率依次为 30.55/10 万、51.00/10 万、31.42/10 万、21.64/10 万、13.78/10 万、18.03/10 万、6.46/10 万、8.00/10 万、4.92/10 万。

2008 年 5 月,原卫生部将手足口病纳入法定报告的丙类传染病,并通过国家疾病监测管理直报系统及时上报疫情信息。2008~2017 年,我国手足口病平均年发病率约为 147/10 万,共报告约 1817 万例,其中重症病例约 15 万例,死亡 3500 多人,给我国儿童生命健康带来严重威胁;1380 万例手足口病中约 57 万例有实验室病原检测结果,病原构成比中 EV-A71、CV-A16 和其他肠道病毒阳性比例分别约占 44%、25% 和 31%,所有年份的重症病例和死亡病例都以 EV-A71 引起为主;不同年份手足口病病原构成以 EV-A71 和 CV-A16 为主,但每个年份 2 种病毒的血清型分布在各省、地、市有差异。轻症病例中,2009~2012 年及 2014 年均以 EV-A71 为主(44.5%~61.1%)、2013 年和 2015 年 EV-A71 构成比有所下降(分别为 37.4% 和 29.7%)、而 CA-V6 的构成比在部分省市占有绝对优势。依据中国疾病预防控制中心病毒病预防控制所及其网络实验室对手足口病病原的监测和研究数据,我国引起手足口病血清型高达 30 多种,依据手足口病疫情动态,推测手足口病在我国近年仍将广泛流行。

三、疾病负担

据估算,我国每年由 EV-A71 感染发病所致重症和轻症手足口病病例的费用(直接医疗费用和间接费用)分别为 1.8 亿元和 10 亿~20 亿元。由于存在漏报漏诊,EV 所致的疱疹性咽峡炎和部分神经系统感染未纳入报告,而且长期后遗症病例未计算在内,EV-A71 感染所致疾病的总经济负担将比上述估计值更高。上海市 2011 年 0~9 岁儿童手足口病经济负担大于 4960 万元,每个病例人均费用为 1346 元。2011 年山东省手足口病总经济负担为 2.23 亿元,手足口病门诊患者家庭例均直接经济负担为 717.70 元,例均间接经济负担为 52.08 元,普通住院患者家庭例均直接经济负担为 4067.29 元,例均间接经济负担为 288.44 元,重症住院患者例均直接经济负担为 12 626.18 元,例均间接经济负担为 309.78 元。2013 年,对江苏省农村地区 343 例 EV-A71 所致疾病的经济负担及其对患儿生命质量的影响研究结果显示,轻症和重症手足口病的经济负担分别为 3172 元和 13 284 元,健康相关生存质量损失分别为 1.76/1000 和 3.47/1000 伤残调整生命年。

第二节 流 行 特 征

一、季节性和周期性

手足口病四季均可发病,有明显的季节性。由于地理位置、气候等原因,各地区报告的发病高峰期有差异。

春夏季是我国手足口病的主要流行季节,多发于 3~11 月,常于 3~4 月份开始增多,6~8 月份达到高峰,9 月份以后开始减少。南方呈现典型的"双峰趋势",其中 5~6 月为第一个发病高峰,10~11 月是第二个发病高峰,第一个高峰通常高于第二个发病高峰,而北方多为"单峰趋势",仅 6~9 月份一个发病高峰,冬季发病较少。南方省份流行季节高峰时间略早于北方。

我国台湾地区的手足口病哨点医院监测数据发现 1998~2003 年间手足口病疫情以夏季高峰为主,但在 2004 年、2005 年则呈现夏季、秋冬季的双峰模式。我国香港地区的手足口病监测哨点同样发现 2006~2009 年疫情呈现双峰分布特征。

根据日本、马来西亚、英国等国家报道,EV-A71 有周期性流行特点,流行间隔为 2~4 年,主要是非流行期间新生儿出生,易感者逐渐积累,达到一定数量时,便为新的流行提供先决条件。而我国由于人口基数大,地域广泛,2008 年以来 EV-A71 在我国持续流行,但以地市为单位多数地区的流行间隔为 1 年,部分地区也观察到 2~3 年周期性流行的特征。

二、地区分布

手足口病易发生在人口密集、卫生状况较差或存在不良的卫生习惯、交通发达的地区以及高温、低压、降水量大的地区,上述因素构成了病毒生存、繁殖及传播条件。

我国地域广,各省、自治区、直辖市均有手足口病流行,不同纬度地区的流行模式及强度存在差异;高纬度地区如辽宁、吉林、黑龙江、内蒙古等发病强度低,中低纬度地区,流行高峰持续时间更长,流行强度也更大;南部、东部省份年平均发病率高于其他省份。2008~2015 年报告年平均发病率高于全国平均水平的省份为海南、广西、广东、浙江、上海、湖南、福建、北京、安徽和天津,年平均发病率在 129/10 万 ~423/10 万;其他省份年平均发病率在 31/10 万 ~126/10 万。

农村儿童患手足口病的危险性明显高于城市,其主要是由于农村地区公共卫生条件较差所致。

三、人群特征

手足口病主要发生在 5 岁以下儿童,占总病例数的 90%。其中 1 岁组发病率最高,年发病率可达 3000/10 万以上,2 岁组次之,其发病率约 2500/10 万,年龄别发病率随年龄增长而下降,5 岁组发病率约为 500/10 万。6 月龄以下婴儿因母传抗体保护和暴露机会较少,其发病率相对较低,但 6 月龄以下婴儿病情最重。手足口病发病率和病情严重程度(病死率、重症比例和重症死亡比例)随着年龄增长而下降。

第三节　传染性和传播能力

一、传染性和潜伏期

患者和隐性感染者均可排出病毒,均为本病的传染源。手足口病潜伏期为 2~10 天,平均 3~5 天。EV-A71 相关的手足口病潜伏期一般为 3~7 天。患者潜伏期即具有传染性,通常以发病后 1 周内传染性最强。患者在发病 1~2 周自咽部排出病毒,排毒持续 1~2 周;约 3~5 周从粪便中排出病毒,粪便中排出病毒持续 4~8 周,最长可达 11 周;疱疹液中含大量病毒,破溃时病毒即溢出。

二、传播能力

手足口病暴发中 EV-A71 的基本再生数(R0)的中位数为 5.48,四分位数间距为 4.20~6.51,即手足口病暴发中,1 个 EV-A71 感染的手足口病病例可传染 5.48 个易感者。某些研究可能得到更高的基本再生数。有研究提示,中国大陆各地区手足口病基本再生数范围在 8.46~11.91,需要接受免疫的新出生儿比例应高于 92%。平均感染力峰值出现在 3~5 岁,这个年龄段易感者最容易被感染,纬度越低的地区感染力峰值越大,出现峰值的年龄越早,感染力大的地区易感者更容易被感染,发病率更高;接触率最高的年龄组是 3~5 岁年龄组,这个年龄组的感染者在接触易感者后传染疾病的概率最高,有效再生数亦最高。

第四节 流 行 环 节

一、传染源

人是肠道病毒的唯一宿主,患者和隐性感染者均为本病的传染源。手足口病流行期间,患者为主要传染源,散发期间,隐性感染者为主要传染源。出现症状前数天,患者血液、鼻咽分泌物和粪便中均已存在病毒,因此,患者潜伏末期也具有传染性;通常发病后 1 周内传染性最强。由于隐性感染者数量大,且难以鉴别、发现和管理,阻断手足口病传播存在巨大挑战。

二、传播途径

肠道病毒可经胃肠道(粪 - 口途径)传播,食用了受肠道病毒污染的食物或水源可导致手足口病。也可经呼吸道(飞沫、咳嗽、打喷嚏等)传播,还可因接触患者口鼻分泌物、皮肤或黏膜疱疹液及被污染的手及物品等造成传播,其中,被污染的手是传播中的关键媒介。

三、易感性

人对肠道病毒普遍易感。不同年龄组均可感染发病,由于婴幼儿免疫力低,母体所赋予的抗体消失,而自身的体液免疫和细胞免疫机制尚未发育完全,发病群体主要集中在 5 岁以下的儿童,尤以 3 岁及以下婴幼儿发病率最高。显性感染和隐性感染后均可获得特异性免疫力,产生的中和抗体可在体内长期存在,对同血清型病毒产生比较牢固的免疫力,但不同血清型间鲜有交叉保护。机体可先后或同时感染不同血清型的肠道病毒,因此,临床上会出现一个儿童多次患手足口病的情况。由于肠道病毒传播范围极广,传染性强,婴儿在出生后随着成长,感染机会不断增多,所以大多数人在婴幼儿时期已经感染当地流行的肠道病毒,到青少年和成年时期,大多数人已经通过隐性感染获得相应的免疫。

第五节　聚集性和暴发疫情

肠道病毒传染性强、隐性感染比例大、传播途径复杂、传播速度快,控制难度大,容易出现聚集性病例和暴发疫情。托儿所和幼儿园是手足口病聚集性疫情发生或暴发的最常见场所,主要原因是由于该年龄组的儿童互相密切接触频繁,有传染源传入时,迅速传播;类似托幼机构的环境,如学校、夏令营、校外培训机构、流动人口聚集地等,通过密切接触也可引起聚集性发病或疫情暴发。除此之外,家庭也存在聚集性病例高发的现象。

我国手足口病聚集性病例和暴发疫情的高发场所主要是托幼机构、村庄、家庭等。有监测数据显示,城市幼儿园在暴发频次、波及和暴露人口数、发病数方面均高于农村幼儿园,或与城市幼儿园儿童高度聚集、传染源容易传入和具有较强的传染病报告意识有关。

2013年以来,我国手足口病聚集与暴发疫情的发生次数和患者数均呈下降趋势,相关部门报告意识增强、事件处置能力提高,已能将手足口病突发公共卫生事件控制在早期。

手足口病聚集与暴发疫情的时间分布以4~7月聚集与暴发疫情发生最多,其他月份均有发生,但频次不多,聚集与暴发疫情多发时段与传染病网络监测系统手足口病报告数据多发时段相同。波及地区数、暴露人口数及发病数亦是4~7月最高。肠道病毒适合在湿、热的环境下生存与传播,对紫外线及干燥敏感,手足口病的病原学特征决定了其发病规律、流行特征与湿热天气条件有关。每年4~7月随着气温逐渐升高,降水逐渐增多,以肠道病毒为病原体的手足口病发病会逐渐增多,同时聚集与暴发疫情也逐渐进入高发期。

第六节　影　响　因　素

手足口病的流行特征受人群免疫力、流行的病毒血清型、EV-A71疫苗的使用、自然气候因素、人群流动和社会因素等多重因素影响。

一、自然因素

气温、水汽压、降水、湿度、气压等主要气象因素,不仅对人体的免疫力有影响,而且对环境中肠道病毒和媒介生物的繁殖及传播也影响很大,手足口病的流行与气候等环境因素亦有密切关系,但是手足口病发病原因复杂,并非气象因素单一引起。

虽然气象因素与手足口病相关机制尚不清楚,但有以下几个可能的作用机制。第一,气象因素可影响到人体的免疫功能,不良气候容易出现机体免疫力降低,病毒入侵,导致手足口病的发生。第二,手足口病主要经粪便、唾液等途径传播,温暖适宜的气候条件可能导致相应行为模式,增加儿童户外活动的机会,提高了交叉感染的机会,从而促进手足口病感染的传播。第三,气象因素可能影响微生物的生活环境,对肠道病毒和媒介生物的繁殖及传播造成很大的影响。手足口病的病原体为人类肠道病毒,在我国主要是柯萨奇和 EV-A71 病毒。CV-A16 和 EV-A71 等肠道病毒在 22℃的污水环境中能存活 36 天,在干燥环境中的活力迅速下降。

平均气温、平均水汽压、日照时数、日降水量、平均相对湿度可能是引起手足口病发病的危险因素。高温、高湿、多日照、低气压、低风速的环境等利于手足口病病原体肠道病毒的扩散。高湿度的环境中肠道病毒更容易黏附于物体表面,进而增加易感人群接触病毒和感染手足口病的机会。同时湿热的天气条件下,更容易导致人体出汗,水分减少,饮水量增加,胃酸 pH 值的升高,容易引起病毒的感染,从而增加手足口病的发病机会。

以气候变暖为主要特征和趋势的全球气候变化对人类的生存环境有着重要影响。随着人民生活水平的提高和科学技术的发展,气象与疾病的关系日益引起人们的关注。有研究报道,21世纪末地球表面温度将升高 1.1~6.4℃,日本学者推测,若全球变暖,手足口病的发病率将增加 7%~14%。近年来,日本、新加坡及我国香港等地就气象与手足口病的关系进行了研究。新加坡调查发现气温大于 32℃,气温每增高 1℃,手足口病发病概率增加 36%,周累积降雨量低于 75mm 时降雨量每增加 1mm,手足口病发病风险降低 0.3%。日本福冈的调查显示,平均气温每增高 1℃,手足口病发病概率增加 11.2%,相对湿度每增加 1%,手足口病的潜在风险同时增高 4.7%。我国香港地区的研究也证实了手足口病发病与相对湿度有显著联系。

国内研究提示,随着气温的升高,手足口病的发生危险逐渐上升。日最高气温在低于 29℃时,手足口病发生危险随气温升高而上升,高于 29℃时,发病危险下降;当日最高气温在 28~29℃,相对湿度 70% 以上时,手足口病具有最高的发生危险度。当周平均气温低于23℃时,气温每升高1℃,手足口病发病风险增加3.75%;周平均相对湿度每升高1%,发病风险增加1.07%。高温情况下男童发病风险高于女童,0~3岁幼儿发病风险最高,分析原因,可能是男孩户外活动的参与度大于女孩,使得感染病毒的风险也增加;同时,气温适宜环境可影响散居儿童的行为模式,随着外出机会增多,自身抵抗力较弱情况下,更容易发病。

手足口病逐日发病数与平均气压变化趋势相反。春季气压逐渐下降的同时,手足口病发病数逐渐增多,气象因素的季节性决定降水增多时气压一般下降明显。低气压环境常因缺氧引起人体抵抗力下降。

环境中的水是病毒的载体,洪水事件增多,为肠道病毒传播提供了有利条件,有利于肠道病毒的存活,造成环境中病毒数量及传播机会增多。暴雨洪涝事件过后,水位上涨易造成传染源粪便内肠道病毒污染生活饮用水,造成手足口病的传播与流行。

不同地理位置的气候不同,地貌不同,社会因素亦不同,也会影响手足口病的流行。我国不同纬度地区的流行模式及强度存在差异。高纬度地区发病强度低,高峰出现晚,呈明显单峰分布,低纬度地区流行高峰持续时间长,且10~11月的次高峰较为明显,中低纬度地区流行强度大,高峰持续时间与低纬度地区相近,次高峰流行强度低于低纬度地区。次高峰流行强度大小,与低纬度地区存在适宜病毒存活和传播的地理气候条件有关。

二、社会因素

经济、文化、民俗、家庭收入、政策、战争、城镇化、卫生习惯、卫生条件、卫生资源及支出、防控措施落实情况、免疫状况等因素均可影响手足口病的流行。

手足口病与较小年龄、上幼儿园或育婴中心、与手足口病或疱疹性咽峡炎病例接触、公共游乐场所暴露史、家里孩子数量多、人口密集、生活在农村、卫生条件差、外来人口较多、吃生冷食物、喝生水、吮吸手指呈正相关。小年龄、就医延迟、卫生习惯差等因素与手足口病重症病例的发生存在正相关。知晓手足口病的防治方法、加大手足口病的防控力度、增强公众健康意识、普及餐前用肥皂洗手是手足口病发病的保护性因素。因此,应加强公众健康教育,增强公众健康意识,养成良好卫生习惯,形成手足口病群防群控的良好局面。

城市化在促进经济增长的同时,产生的一系列公共卫生问题也是普遍存在的,值得深思。道路修建、森林砍伐、农业侵占等城市化行为导致气候、水源等生态环境遭破坏,这有利于病原体的传播;城市化引起的人们生活方式和行为模式的改变,过去儿童与大自然亲近转化为如今儿童与电子产品、与封闭式游乐场所为伴,不仅降低免疫力还增加了室内密切接触感染的机会;大量农村人口涌入城市,这些城市"新人"缺乏对新环境的免疫力,成为病原体首先攻击的对象;生活环境与卫生条件差、民众防病意识薄弱,儿童得不到很好的照顾等也与之有关。相关部门在逐步提高城市化水平的同时,应控制城市人口规模、注重城市生态、加强流动人口的监管、逐步完善各项保障制度,打造健康城市,兼顾经济发展与环境保护、眼前利益和长远利益,将经济发展的最后落脚点放在人类健康上。

手足口病与人均卫生支出的对数成负相关。卫生支出对区域内的传染病防控工作有重要意义:投入资金的多少,直接影响到该地区医疗机构和医务人员的数量和质量,先进的医疗设备、疫苗的研发、传染病预防知识的有效宣传等都需要足够的资金支持,当缺乏足够的资金投入时,必将削弱一个地区的传染病防控能力,降低防控措施的有效性、及时性,从而使传染病发病率升高。

第七节 分子流行病学

目前,手足口病分子流行病学研究主要针对 CV-A16 和 EV-A71 这两种主要病原体展开,近年全球也开展了柯萨奇病毒 A 组 6 型和 10 型、埃可病毒30 型等肠道病毒的分子流行病学研究。

一、EV-A71 分子流行病学

EV-A71 的基因组为含有大约 7400 个核苷酸的单股正链 RNA。EV-A71衣壳蛋白 VP1 是该病毒主要的中和决定因子,它直接决定病毒的抗原性。VP1 基因具有与病毒血清型完全对应的遗传多样性。VP1 基因序列不仅可作为肠道病毒属内不同血清型分类的依据,也可作为小 RNA 病毒科内不同属分类的参考,因此,VP1 基因成为 EV-A71 基因分型和遗传进化最重要的靶基因。EV-A71 分子流行病学研究开始于 1984 年,是基于对病毒衣壳多肽的序列分析。Brown 等曾对 113 株世界各地的 EV-A71 分离株的 VP1 基因进行了测序,根据核苷酸序列同源性分析表明,同一型内毒株间序列同源性大于92%,不同型间毒株的同源性为 78%~83%。目前基于 VP1 核苷酸序列的差异,可将 EV-A 71 分为 A、B、C、D、E、F、G 七个基因型。A 型仅包括原型株和部分中国 2008~2010 年间分离的具有 A 基因型序列的毒株;B 型进一步划分为

B0、B1、B2、B3、B4、B5、B6、B7;C 型也进一步划分及 C1、C2、C3、C4、C5、C6 亚型。我国流行的 EV-A71 主要为 C4 基因亚型,根据我国 EV-A71 C4 基因亚型的变异变迁,又将 EV-A71 划分为 C4a 和 C4b 两个进化分支,1998~2004 年我国以 C4b 为绝对优势,2003~2008 年间 C4b 和 C4a 进化分支并存,并出现 C4b 向 C4a 转换,2008 年以后 C4a 成为绝对优势型别,也是引起我国手足口病重症和死亡病例的绝对优势型别。

从 20 世纪 70~80 年代始,分离的 EV-A71 毒株多为 B 基因型,1985 年以来,B 型和 C 型同时流行。20 世纪 70~80 年代在美国、澳大利亚、日本等多个地区分离的 EV-A71 均为 B1 和 B2 亚型,之后再未出现。1997 年以来,EV-A71 感染在亚太地区广泛流行,随着年份变化,出现了不同的基因型及亚型。

目前最早的 B 基因型序列来源于荷兰 1963~1966 年间手足口病病例标本。除此以外 B1~B5 基因亚型都来源于亚太地区。哥伦比亚和巴西分离株为 B6、B7 亚型,但缺乏广泛流行证据。

C 型流行常有报道,是具有全球流行趋势的基因型。C1 和 C2 基因亚型被发现的年代相对久远,于 1986 年被首次发现,至今已经在美国、澳大利亚、马来西亚、新加坡、越南、泰国和日本等多个国家被发现。C3 基因亚型最早是在 2000 年韩国疫情中发现的;C4 基因亚型是针对中国 1998~2004 年间的 EV-A71 分子流行病学研究中命名的,至今在全国流行已逾 20 年,C4 亚型进一步划分为 C4a 和 C4b 两个进化分支。2005 年越南报道分离到新的亚型,即 C5 型。对我国台湾地区此前序列回溯型研究,2 株 C2 近似株基于 VP1 基因进化分析,重新划归为 C6 亚型。

有些国家和地区可同时出现多种基因型或基因亚型 EV-A71 的共循环或流行,或者出现不同基因型或基因亚型 EV-A71 在不同年份交替流行的现象,如我国台湾地区 1998 年流行的 EV-A71 属于 C2 基因亚型,而 1998~2000 年之间流行的 EV-A71 变为 B4 基因亚型,之后在 2004~2005 年之间流行的 EV-A71 又变为 C4 基因亚型,2008 年出现 B5 和 C5 亚型流行。EV-A71 病毒遗传进化及优势基因型别的变异变迁可能是 EV-A71 在亚洲太平洋地区反复暴发或流行的部分原因。然而中国大陆自 1998 年至今 20 年间,EV-A71 分离株分属于 C4 基因亚型的 C4b 和 C4a。全球报道的 EV-A71 基因(亚)型在六大区域流行的年代分布见表 2-2-1。

表2-2-1 全球报道的EV-A71基因(亚)型在六大区域流行的年代分布

区域	时间							
	1963~1993年	1994~1996年	1997~1999年	2000~2003年	2004~2007年	2008~2010年	2011~2013年	2014~2016年
西太平洋区域	B1,B2,B3,C1	C1,C2,C3,B3	C1,C2,C3,C4,B2,B3,B4,B5	C1,C2,C3,C4,B4,B5	C1,C2,C3,C4,C5,B4,B5	A,C1,C2,C3,C4,C5,B4,B5	C4,C5,B5	C2,C4,B5
东南亚区域				C1,D	C1,C2,C4,C5	C1,C2,C4,B5,D,G	B2,B5,C1,D,G	
东地中海区域					C1,C4			
欧洲区域	B0,B1,B2,C1	C1,C2	B2,C1,C2	C1,C2	C1,C2,C4,B5	C2	C1,C2,C4,B5	C1,C2
非洲区域				E	E,F	E	C2,E,F	
美洲区域	A,B1,B2,C1	C1	C1,C2		C4		C1,C2	C2

二、CV-A16 分子流行病学

与 EV-A71 类似,CV-A16 用于基因进化分析和分子流行病学研究的分子靶标也是衣壳蛋白编码基因所在的 VP1 区。CV-A16 的基因型主要划分为 A、B、D 三个基因型。B 基因型又进一步划分有多个亚型和进化分支。有文献误将 B 的基因亚型划分为 C 基因型,故 C 基因型已经不再使用。

A 型只包括原型株 G10,最早在美国、日本等地区分离到,20 世纪 90 年代后就再未被发现。2007 年 Perera 等基于对 52 株 CV-A16 的 VP1 区序列分析,将 CV-A16 的 B 基因型分为 B1 和 B2 亚型。2009 年 Zhang 等的研究将 B1 基因型又进一步分为 B1a、B1b 和 B1c 亚型,并阐明中国 1999~2008 年分离的 CV-A16 毒株都属于 B1a 和 B1b 亚型。虽然 CV-A16 和 EV-A71 同样经历了几十年的遗传进化,但是两者的进化速率却明显不同。

对来自 5 个不同地理位置、时间跨度长达 10 年(1997~2006 年)的 52 株 CV-A16 的 VP4 序列分析表明,CV-A16 的进化速率远不如 EV-A71,而且氨基酸序列具有更高的保守性。尽管如此,目前流行的毒株已经和原型株 G10 有了较大差异。由于 CV-A16 感染引起的大部分手足口病病例临床症状较轻,一般不合并严重的并发症,而且多为自限性,所以对 CV-A16 的流行特征和遗传进化研究相对较少。

(许文波,许汴利,黄学勇,李兴旺,钱素云,蒋荣猛,
赵成松,陈强,王荃,刘钢,尚云晓,俞蕙,张婷)

第三章

发病机制及病理改变

第一节 发 病 机 制

肠道病毒 EV-A、EV-B、EV-C 和 EV-D 从呼吸道或消化道侵入,在局部黏膜上皮细胞或淋巴组织中复制,并由此从口咽部分泌物或粪便中排出。继而病毒又侵入局部淋巴结,由此进入血循环引起第一次病毒血症。随后,病毒经血循环侵入带有病毒受体的靶组织,如网状内皮组织、深层淋巴结、肝、脾、骨髓等处大量复制,并再次进入血循环导致第二次病毒血症。最终病毒可随血流播散至全身各器官,如皮肤黏膜、中枢神经系统、心脏、肺、肝、脾等处,在这些部位进一步复制并引起病变。肠道病毒在人体内具有广泛的受体,病毒感染人体后可与不同靶组织的受体相结合,在各个组织和器官的细胞中复制并引起一系列组织病理改变和应激反应,从而可出现各种各样的临床表现。一般认为,病毒感染宿主细胞需经过吸附、入侵、脱壳、基因组和蛋白质合成、装配、释放这一完整的复制周期。其中,吸附和内吞是病毒侵入细胞的首要环节,病毒通常利用细胞膜上的受体和细胞自身固有的内吞途径侵入宿主细胞。P 选择素糖蛋白配体 -1(P-selectin glycoprotein ligand-1,PSGL-1)和 B 族 Ⅱ 型清道夫受体 2(scavenger receptor class B,member 2,SCARB2)是 EV-A71 和 CV-A16 的两个主要功能性受体。病毒与受体结合后,可激活细胞内相关信号转导通路,启动病毒的细胞入侵。

一、EV-A71 感染引起的细胞凋亡

当 EV-A71 进入宿主细胞时,病毒 RNA 翻译开始启动,产生的病毒蛋白

参与病毒 RNA 的复制。在子代病毒复制的同时,通过宿主或者病毒所引发的细胞凋亡也开始启动。细胞凋亡是一种程序性细胞死亡。宿主可以通过凋亡的方式来清除未成熟的病毒。目前已有研究发现许多病毒蛋白可以通过作用于凋亡途径中的效应分子来抑制或促进细胞的凋亡。EV-A71 感染可引起多种细胞的凋亡,包括 RD 细胞、T 细胞系 Jurkat 细胞、神经母细胞瘤细胞、胶质母细胞瘤细胞、Vero 细胞、人微血管内皮细胞系和 Hela 细胞。

　　EV-A71 的 3C 蛋白和 2A 蛋白可以引起半胱氨酸天冬氨酸蛋白酶(caspases)的活化,随后诱导细胞凋亡;EV-A71 可通过不同的细胞凋亡通路引起不同的宿主细胞凋亡;EV-A71 感染非神经细胞可引起 caspases-8 的活化和Bid 蛋白的裂解导致宿主细胞凋亡;EV-A71 感染神经细胞可引起细胞色素 C的释放和 caspases-9 的激活,通过线粒体通路来诱导凋亡,也可通过激活 Abl-CDK5 信号通路来诱导神经细胞凋亡;EV-A71 感染 Jurkat T 细胞可以诱导Fas 配体的产生,诱导 T 细胞凋亡。EV-A71 感染引起的细胞凋亡在 EV-A71的发病机制中起重要作用,然而,引起细胞凋亡的机制尚未完全阐明。

二、EV-A71 感染引起的宿主免疫反应

　　病毒感染可以激活机体的免疫系统来消灭入侵的病原体。EV-A71 感染的一个重要的危险因素是年龄。婴幼儿容易受到 EV-A71 感染,且容易发展为严重病例。这种现象可能与婴幼儿未成熟的免疫系统有关。天然免疫系统作为抵抗病原体入侵的第一道防线,通常与模式识别受体(pattern recognition receptor,PRR)途径的激活,诱导干扰素产生有关。PRR 包括 Toll 样受体(toll-like receptor,TLR)、维甲酸诱导基因 I(retinoic acid induced gene-I,RIG-I)和黑色素瘤分化相关基因 5(malanoma differentiation associated gene 5,MDA-5)。TLR 表达于不同的细胞类型上,其中 TLR3、7、8 可以识别细胞内的 RNA,通过不同的信号通路引起干扰素和炎症因子的释放。因此,这些 TLR 在发现病毒入侵时发挥了重要作用。MDA-5 和 RIG-I 是同质干扰素诱导蛋白可通过识别 RNA 而激活,诱导产生干扰素并可以与同一细胞或邻近细胞的受体结合,发挥抗病毒作用。EV-A71 感染合并严重并发症可能与抑制宿主先天免疫反应有关。

三、EV-A71 感染引起重症的机制

　　肠道病毒在人体内具有广泛的受体,病毒感染人体后可与不同靶组织的受体相结合,在各个组织和器官的细胞中复制并引起一系列组织病理改变和应激反应,从而出现各种各样的临床表现。目前发现 EV-71 的某些基因亚型(C4a 等)导致临床重症病例和死亡病例的比率明显高于其他基因亚型,研究

表明其引起的重症危重病例与其嗜神经的特性和引起的神经系统损害密切相关。患儿感染病毒后主要通过 2 条途径入侵中枢神经系统(CNS):一是血液途径;二是神经途径——从周围神经经轴突转运入脑,此途径可能为最主要的传播途径。Wong 等也证明 EV-A71 的轴突转运入脑是周围运动神经元途径,而非自主和感觉神经元途径。病毒感染后与体内特异性受体结合,产生一系列的炎性反应机制,研究显示在白细胞、呼吸道、胃肠道细胞及树突状细胞可发现 EV-A71 的特异性受体,但目前对引起手足口病的众多血清型病毒的受体存在部位和具体机制还认识不足。重症手足口病患儿可出现脑膜炎、脑炎(尤其是脑干脑炎)、脑脊髓炎等临床表现,可能和这些部位存在有较多的致病病毒特异性受体有关。大量尸检和组织病理学研究发现重症手足口病患儿的脑干和脊髓上段有不同程度的炎性反应及大量神经元的核固缩和坏死,提示脑干或许是 EV-A71 最易累及的部位,而病理证实死亡病例几乎都在脑干、脊髓、下丘脑及肠道发现病毒存在,而在心脏等部位并未发现病毒,说明嗜神经性与危重病例密切相关。近年来不少患儿死于肺水肿,其起病急,进展快,临床难以控制;研究认为与以下几种因素作用有关:①肺毛细血管静水压增高;②由高静水压和(或)细胞因子释放诱导的内皮通透性增强;③继发于血管内血栓和血小板聚集的肺微血栓形成;④由交感神经激活促使的淋巴管阻塞。目前普遍认为产生肺水肿和循环障碍的间接因素在于 CNS(尤其是脑干),Malik 研究提示:损毁视前区基底部或视前区近中线区及室周系统可引起暴发性肺水肿,破坏其周围脑区不能引起肺组织明显变化,推测视前区后部的下丘脑内有一肺水肿产生中枢,在正常情况下,其活动由视前区下行冲动所抑制,视前区损毁后,该中枢活性物质释放,从而引起肺水肿。大量尸检和组织病理学研究发现,肺水肿患儿的脑干和脊髓上段有炎性反应甚至坏死,而肺部的炎性反应并不严重,表明 EV-A71 引起的肺水肿是神经源性的。推测 EV-A71 首先破坏脑干组织特定的具有调节功能的结构,引起自主神经功能紊乱,最终导致肺水肿。有学者对此持怀疑态度,认为肺水肿也有可能是由心功能不全产生。然而 Wu 等使用肺动脉导管动态监测 EV-A71 感染患儿发现,肺动脉压(PAP)、中心静脉压(CVP)和肺动脉楔压(PAOP)正常或轻度升高,每搏输出量下降,由于心率代偿,心脏指数无明显变化,推测肺水肿的发生机制并非由心肌炎或周围血管收缩引起,而是与脑干损伤或全身炎性反应导致的肺血管渗透性增加有关,一些尸体解剖也说明心肌并未发生明显坏死等,显然用心脏原因解释不了危重手足口病的肺水肿或循环衰竭。但也有研究者发现,尽管多数患儿没有直接心肌炎组织或病毒证据,但部分重症患儿确实伴有急性左心衰竭,故认为称之为神经源性心肺水肿更合适。除了肺水肿外,循环衰竭常与肺水肿同时出现,并可能成为致死的主要原因,到底是什么因素引起的循环衰竭目前也存在争议。认为可能主要存在以下方面的综合作用：①由脑干脑炎引起的儿茶酚胺风暴对心脏的毒性作用；②肺水肿与心脏功能衰竭的相互影响；③病毒或炎性因子对心脏的攻击以及继发的心肌缺氧缺血性损害。三个因素当中第一个因素最重要，因为所谓危重病例无一例外均有脑炎或脑干脑炎等神经系统受累表现，即使个别病例不典型首发症状为肺水肿或循环障碍，但在疾病进展或恢复中脑部损害的表现都会逐渐显露出来，与病毒性心肌炎引起的循环衰竭的临床特点完全不同。胡静等对 94 例重症手足口病分析得出重症手足口病患儿儿茶酚胺类物质明显升高，进一步验证了"儿茶酚胺风暴"的存在。但不排除一些病例可能会合并心肌炎或继发心肌损害。王晓卫等认为病毒性心肌炎是手足口病一种比较严重的并发症，也是造成患儿死亡的主要病因，在对重症手足口病患儿进行心肌酶谱检测时发现，重症手足口病患儿心肌酶水平明显高于对照组，提示部分重症手足口病患儿已有心肌损伤。Fu 等对 EV-A71 感染患者行肌钙蛋白 I 检测，发现其水平升高，提示有心脏损害；而对 EV-A71 感染的 6 例致死病例和 1 例存活者进行的心室组织活检发现有明显儿茶酚胺相关的心脏毒性特点-肌细胞破坏、肌纤维变性及心肌细胞凋亡等；对有 EV-A71 感染性脑干脑炎的 11 例患儿行超声心动图检查，提示均有心功能受损，有较低的左心室射血分数，存在严重的循环障碍或衰竭。循环衰竭可引起或加重肺水肿的发生，而肺水肿也会加重心脏结构及功能损害或循环衰竭。另外重症手足口病患儿多数有肾上腺皮质功能低下，可能与循环衰竭的发生及其难治性有一定关联。总之，目前神经源性肺水肿及循环衰竭是重症手足口病致死的主要病因被大部分研究者认同，其发生不是单一因素，而是一个复杂的病理生理过程，是 CNS 损伤后神经、体液、生物活性因子等多因素综合改变的结果。

第二节　病 理 改 变

一、EV-A71 导致中枢神经系统炎症的病理表现

临床上，EV-A71 感染可引起手足口病，严重者可伴有中枢神经系统疾病、致死性肺水肿或肺出血等。这是由于 EV-A71 具有高度嗜神经性，而脑干是最易受累的部位。EV-A71 可能通过周围神经轴突运输和血脑屏障这 2 条途径侵入中枢神经系统。EV-A71 亦可通过病毒直接损伤、免疫损伤、诱导神经元凋亡等途径损伤神经系统。EV-A71 感染 CNS 后使颅内压急剧升高，引起视丘下部和延髓孤束核功能紊乱致使交感神经过度兴奋，导致大量的儿茶

酚胺类中枢交感神经递质释放,使全身血管收缩,大量的血液转移到低阻力的肺循环中,形成肺循环的相对灌注过多,致使大量血液滞留在肺组织间隙,从而形成肺水肿;另一方面交感神经兴奋会引起肺组织 α_1 受体和 β 受体功能失调造成肺血管通透性增加,大量血浆蛋白外渗导致急性肺水肿进一步加重。

EV-A71导致的死亡病例的病理研究报道提示,中枢神经系统并发症的脑组织病理学为脑干为主的中枢神经系统病变,显微镜下主要为脑组织神经元变性、坏死和软化灶形成、噬神经现象、血管套、脑实质内单核巨噬细胞 / 小胶质细胞弥漫或结节状增生。病灶也累及下丘脑、丘脑和齿状核,以及较小程度的大脑运动皮层,然而小脑皮层、丘脑、基底神经节、周围神经和自主神经节不见炎性改变。组织病理学改变与其他病毒引起的脑炎类似。未观察到病毒包涵体,只有少数病毒抗原和RNA可见于神经元突起和吞噬细胞。

二、死亡病例中 EV-A71 感染的肺以及心肌组织病理学改变

EV-A71感染中枢神经系统并发了神经源性肺水肿(neurogenic pulmonary edema,NPE),在并发NPE的死亡病例中,过多的液体积蓄于肺间质和(或)肺泡内,形成间质性和(或)肺泡性肺水肿综合征。肺组织病理表现为双肺各肺泡壁毛细血管高度扩张充血,肺泡壁增宽,肺泡壁内可见多量单核细胞、淋巴细胞浸润,单核细胞内可见吞噬泡及细胞碎片;肺泡腔内充满大量浆液,浆液内有多量纤维素渗出;肺门支气管旁淋巴结反应性增生,淋巴滤泡增生,生发中心扩大;副皮质区萎缩,淋巴细胞减少后微静脉扩张充血,血管内皮细胞增生。喉头黏膜下灶性出血;支气管壁炎性细胞浸润;肺组织重度水肿,淤血,肺泡壁增宽伴数量不等的单核细胞、淋巴细胞浸润,或肺泡腔见较多巨噬细胞及多核巨细胞。少数肺泡腔见透明膜形成,肺小血管及肺泡壁毛细血管扩张、淤血,管腔内单核、淋巴细胞比例增高。心肌纤维明显增粗,胞质变淡呈水肿性改变;心肌内外膜及心肌间质内可见灶性炎细胞浸润,局部伴有脂肪细胞浸润,心肌间质内血管充血。

(许文波,刘春峰,李兴旺,钱素云,蒋荣猛,
赵成松,陈强,王荃,许汴利,黄学勇,刘钢,俞蕙,张婷)

第四章

临 床 表 现

第一节　手足口病的临床分期与分型

一、潜伏期

一般为 2~10 天,平均 3~5 天。

二、临床症状体征

根据疾病的发生发展过程,将手足口病分期、分型为:

第 1 期(出疹期):主要表现为发热,手、足、口、臀等部位出疹,可伴有咳嗽、流涕、鼻塞等呼吸道症状,也可有恶心、食欲不振、腹泻等消化道症状。部分病例仅表现为皮疹或疱疹性咽峡炎。

典型皮疹表现为斑丘疹、丘疹、疱疹。皮疹周围有炎性红晕,疱疹内液体较少,不疼不痒,皮疹恢复时不结痂、不留疤。不典型皮疹通常小、厚、硬、少,有时可见淤点、淤斑。某些型别肠道病毒如 CV-A6 和 CV-A10 所致皮损较严重,皮疹可表现为大疱样改变,伴疼痛及痒感,且不限于手、足、口部位,可累及膝关节、肘关节、躯干部及口周或面部等。

此期属于手足口病普通型,绝大多数患儿在此期痊愈。

第 2 期(神经系统受累期):少数病例可出现中枢神经系统损害,多发生在病程 1~5 天内,表现为精神差、嗜睡、眼球震颤、吸吮无力、易惊、头痛、呕吐、烦躁、肢体抖动或肌阵挛、肌无力、颈项强直等。

此期属于手足口病重症病例重型,大多数治疗后可痊愈。

43

第3期(心肺功能衰竭前期):多发生在病程5天内,患儿心率和呼吸增快、出冷汗、四肢末梢发凉、皮肤发花、血压升高、毛细血管充盈时间延长。

此期属于手足口病重症病例危重型,及时识别并正确治疗,是降低病死率的关键。

第4期(心肺功能衰竭期) 可在第3期的基础上迅速(可在数小时内)进入该期。临床表现为心动过速(个别患儿心动过缓)、呼吸急促、口唇发绀、咳粉红色泡沫痰或血性液体;出冷汗、四肢末梢发凉、皮肤发花、毛细血管再充盈时间延长等第3期循环障碍表现加重。其中血压降低是进入该期的重要标志性体征。亦有病例以严重脑功能衰竭为主要表现,临床可见抽搐、严重意识障碍、或中枢性呼吸衰竭等。

此期属于手足口病重症病例危重型,病死率较高。

第5期(恢复期):体温逐渐恢复正常,对血管活性药物的依赖逐渐减少,神经系统受累症状和心肺功能逐渐恢复,少数可遗留神经系统后遗症。部分手足口病例(多见于CV-A6、CV-A10感染者)在病后2~4周有脱甲的症状,新甲于1~2个月后长出。

大多数手足口病患儿预后良好,一般在1周内痊愈,无后遗症。少数患儿表现为重症手足口病,发病后迅速累及神经系统,表现为脑干脑炎、脑脊髓炎、脑脊髓膜炎等,可发展为循环衰竭、中枢性呼吸衰竭、神经源性肺水肿等,病死率高。

第二节 普通病例临床症状和体征

1. 发热 发热多发生在皮疹出现之前,体温在38~40℃,热型不规则,热程1~5天不等。可伴有咳嗽、流涕等非特征性呼吸道症状,食欲减退、腹泻等消化道症状。

2. 皮疹 好发部位为手心、足底、口腔黏膜、臀部。口腔黏膜疹出现比较早,起初为粟米样斑丘疹或疱疹,主要位于咽峡部、舌及两颊部,唇齿侧也常发生。典型皮疹表现为手、足等远端部位出现斑丘疹或疱疹,周围有炎性红晕,斑丘疹在5天左右由红变暗,然后消退,疱疹呈圆形或椭圆形扁平突起,内有混浊液体,长径与皮纹走向一致,大小如米粒至豆粒大小,不疼不痒。皮疹恢复时不结痂、不留疤。不典型皮疹通常小、厚、硬、少,如EV-A71感染所致皮疹,有时可见淤点、淤斑。某些型别的肠道病毒感染例如CV-A6感染,皮疹可呈大疱样改变,伴疼痛及痒感,且不限于手、足、口部位,可累及膝关节、肘关节、躯干部及口周或面部等,后期出现结痂和脱皮,无色素沉着。

3. 咽痛　部分患儿可诉咽痛,吞咽困难。婴幼儿常表现为流涎、进食时哭闹。

4. 脱甲　部分手足口病患儿可有脱甲。脱甲发生在手足口病后2~4周,表现为自甲中部偏近端开始空甲或破坏、变白,然后慢慢与甲床分离并脱落,新甲于1~2个月后长出。

第三节　重症病例临床症状和体征

重症手足口病患儿会出现不同程度神经系统、呼吸系统、循环系统受累症状,但临床表现迥异。

病情进展初期(第2期神经系统受累期,即重症病例重型)以头痛、呕吐、高热、易惊、精神萎靡或烦躁、吸吮无力、肢体抖动、肌阵挛、肌无力、共济失调、眼球震颤等神经系统受累为主要表现;查体可见颈抵抗、脑膜刺激征阳性。出现肢体无力或感觉障碍者提示病毒可能侵犯了神经系统;部分表现为急性弛缓性麻痹的患儿脊髓前角受损最常见,但与脊髓灰质炎相比,症状通常较轻,治愈率较高。与其他病毒性脑炎不同,反复、持续的惊厥发作在EV-A71感染的脑炎中很少见,这也提示EV-A71感染主要以累及脑干、延髓等部位为主,而大脑皮层受累可能相对较轻。

病情极期(第3期心肺功能衰竭前期,即重症病例危重型)脑干受损后触发交感风暴,患儿病情突然恶化,出现快速进展的急性心肺功能衰竭,表现为循环障碍、神经源性肺水肿或肺出血。以嗜睡、表情淡漠、意识模糊,甚至惊厥、心动过速、出冷汗或大汗淋漓、呼吸增快、感觉过敏、站立不稳、肢端湿冷、排尿障碍(包括急性尿潴留、或有出现尿失禁、排尿困难、用力排尿等)为主要表现;查体可见深浅反射减弱或消失、肌力减低、毛细血管再充盈时间延长、血压升高、脉搏增快等阳性体征。

病情继续进展(第4期心肺功能衰竭期)可出现面色苍灰、昏迷、脑疝、呼吸困难或频繁叹气或深吸气、口唇发绀、咳白色/粉红色或血性泡沫样痰液、皮肤发花、四肢发凉,指(趾)发绀、心率减慢。体征有腹壁反射及膝反射完全消失、血压降低或测不出,中央动脉搏动减弱。第4期是循环和呼吸衰竭或脑功能衰竭最严重的阶段,是第3期进一步加重与发展,以血压降低为其主要特点,有时3期至4期进展迅速,临床难以区分此两期表现。

(俞蕙,张婷,李兴旺,钱素云,尚云晓,蒋荣猛,王荃,陈强,鲍一笑,陈志海,邓慧玲,黄学勇,刘钢,冉献贵,张育才)

第五章

辅 助 检 查

第一节　实验室检查

一、血常规及 C 反应蛋白

多数病例白细胞计数正常,病情危重者白细胞计数、C 反应蛋白(CRP)及中性粒细胞比例可升高。并发脑炎,中性粒细胞比例可升高。

二、血生化检查

部分病例丙氨酸氨基转移酶(ALT)、天门冬氨酸氨基转移酶(AST)、肌酸激酶同工酶(CK-MB)轻度升高,病情危重者肌钙蛋白、血糖、乳酸升高。

三、脑脊液检查

神经系统受累时脑脊液符合病毒性脑膜炎和(或)脑炎的改变,可表现为:外观清亮,压力增高,白细胞计数增多,早期以多核细胞升高为主,蛋白正常或轻度增多,糖和氯化物正常。细菌学检测及培养阴性。

（一）**轻症病例**

脑脊液检查:外观清亮,压力增高,白细胞增多,蛋白正常或轻度增多,糖和氯化物正常。

（二）**重症病例**

脑脊液异常,压力增高,白细胞计数异常,潘氏实验可出现弱阳性或阳性。脑脊液检查常见的异常指标有:

1. 肿瘤坏死因子 -α　肿瘤坏死因子 -α（TNF-α）是一种主要由单核巨噬细胞分泌的炎性因子,主要通过直接启动免疫性炎症反应或通过刺激其他炎症因子的大量释放间接启动免疫炎症反应过程,在炎症因子中处于"核心"地位。研究发现,TNF-α 与手足口病炎症反应密切相关,合并脑炎的手足口病患儿血清和脑脊液中 TNF-α 水平显著升高,并且与患儿的病情呈正相关。因此,血清和脑脊液 TNF-α 的检测对手足口病合并脑炎的诊断有一定临床意义。

2. 可溶性血管细胞间黏附分子　可溶性血管细胞间黏附分子(sVCAM-1)是介导炎症细胞黏附、迁移的重要因子。病毒性脑炎时,由于病毒侵入机体和脑组织,激活 T 淋巴细胞,在活化的细胞和炎症因子的刺激诱导下,sVCAM-1释放增加,从而导致血 sVCAM-1 增高。研究发现,重症手足口病患儿脑脊液和血清 sVCAM-1 显著增高,且增高水平与手足口病病情危重程度明显相关,提示脑脊液和血清 sVCAM-1 水平变化可作为评估手足口病患儿神经损伤和病情严重程度的指标之一。

3. 神经肽 Y　神经肽 Y（NPY）属胰多肽家族成员,广泛存在于哺乳动物中枢和外周神经系统,是体内含量最丰富的神经肽之一。近年来,在脑炎、缺血缺氧性脑病、脑出血、癫痫等脑损伤疾病研究中均发现 NPY 水平增高。病毒性脑炎急性期机体处于应激状态,交感神经 - 儿茶酚胺系统异常激活,同时,病毒感染侵犯中枢神经系统,直接或间接激活机体免疫反应,多种生物活性分子释放,从而导致 NPY 水平增高。研究显示,手足口病重症患儿脑脊液和血清中 NPY 显著增高,且与病情的严重程度呈正相关,提示 NPY 对判断手足口病病情有重要的临床价值。

四、血气分析

呼吸系统受累时或重症病例可有动脉血氧分压降低、血氧饱和度下降、二氧化碳分压升高、酸中毒等。

五、病原学及血清学检查

(一)病原学检查

临床样本(咽拭子、粪便或肛拭子、血液等标本)肠道病毒特异性核酸阳性或分离到肠道病毒。急性期血清学标本检测相关病毒的 IgM 抗体阳性。

1. 病原学检测的主要方法

(1)病毒分离:粪便标本是最常采集的标本,其他包括咽拭子或咽喉洗液、脑脊液、疱疹液或血清以及脑、肺、脾、淋巴结等组织标本。病毒分离培养对流行病学分析具有重要意义,但分离耗时(4~5 天)。病毒分离培养对技术要求较高,费用较贵,时间长,不适用于流行期间同时处理大量样本。

(2) 血清学病原检测:主要包括酶联免疫吸附测定(ELISA)、中和抗体试验、补体结合试验(CFT)。手足口病暴发流行时血清学检测不易区分EV-A71和CV-A16,只能通过核苷酸序列测定进行区分。ELISA法:主要用于检测病毒免疫球蛋白M(IgM)和免疫球蛋白G(IgG)抗体。特点是快速、经济、对实验室要求不高。检测人双份血清标本的中和抗体滴度时通常需用急性期血清与恢复期血清滴度进行比较,抗体滴度≥4倍增高证明病毒感染。因病毒感染后出现抗体需要一定时间,故ELISA法的早期诊断灵敏度不高。生物素-亲和素酶联免疫(BA-ELISA)法以抗EV-A71抗体为包被抗体,灵敏度、特异性、准确性及精密性均较高。中和试验:指将健康人或患者血清与标准肠道病毒株或患者自身分离的病毒株中和,测定机体的抗体水平。病毒感染后中和抗体在机体内存在时间较长,故该法是鉴定病毒的可靠方法,一定程度上还可反映机体的免疫力。如果中和实验中出现凝集,样本中有多个病毒会出现抗原漂移,影响抗原分型;接触病毒机会较多者亦容易出现抗体滴度的异常增高而混淆诊断。补体结合试验:补体结合抗体出现在感染早期,可鉴别近期感染或既往感染,由于血清与不同的EV型存在交叉反应,导致假阳性的结果相对较高。

(3) 聚合酶链反应(PCR):该技术几乎可检出病毒所有的血清型,与传统方法相比敏感性、特异性和检出率均较高。①反转录-聚合酶链反应(RT-PCR):检测时需将RNA反转录为cDNA,再进行特异DNA序列的扩增和检测。该技术克服了病毒分离培养和血清学方法相对繁杂费时,且在病毒流行期间无法满足同时处理大量样本的缺点,是肠道病毒感染的快速诊断手段。但其检测周期长,操作较复杂,结果判定过程复杂,反应产物污染率高。②实时荧光PCR:与常规PCR相比特异性强、自动化程度高、污染率低,目前为手足口病的首选检查方法。③内标多重荧光RT-PCR:该法结果可靠,能同时检测EV-A71和CV-A16且检出率明显高于传统方法。数据统计显示,该法存在假阴性现象,提示有传统PCR抑制物的存在。

(4) 基因芯片技术:该技术是将DNA片段高密度地固化到经特殊处理的载体表面,在特定条件下与荧光标记的样品分子进行杂交,然后通过显微或扫描技术收集杂交信号,并利用生物信息学软件对杂交结果进行分析,从而获得样品的遗传信息,主要优点是可以同时检测多段基因,灵敏度较高;应用多组探针联合判断检测结果可有效降低假阳性率。此外,因基因芯片本身具备高通量、大规模的特点,用于鉴别诊断最有优势,可将多种病原体点样到芯片上进行联合诊断,从而确诊及排除疑似患者。

2. 常见病原学检测标本和采集特点

（1）粪便标本或肛拭子标本：从国内外资料来看，粪便标本是目前 EV 病原学检测最为常用的标本。若采集不到患者粪便，也可以采集肛拭子标本。

（2）咽拭子标本：理论上是最早能够采集到病毒的标本。咽部是手足口病相关病毒最早感染繁殖的部位，采集简便易行。咽拭子要注意采集的部位、力度及采集时间。

（3）疱疹液：作为病毒学检测标本同样有效，而且具有采样部位相对无菌的优点，只是采集起来相对困难，只有约一半的患者出现疱疹。有研究者针对不同标本的病毒学检测结果差异性做过相关研究，结果显示咽拭子标本和疱疹液标本差别不大，均可作为手足口病实验室诊断的理想标本。

（4）脑脊液 EV-A71 核酸检查：临床研究者针对重症病例的脑脊液除进行常规的 RT-PCR 检测外，还采用敏感度更高的实时荧光 RT-PCR 同时进行检测，检出 EV-A71 阳性常见于有较严重后遗症的患者。这也提示脑脊液 EV-A71 检测可能对重症病例的判断有重要意义。

3. 近 5 年病原学检测相关的研究进展

（1）血清病原蛋白质组研究新探索：由于血清中含有丰富的蛋白质成分，在不同的阶段有丰富的变化。从血清中发现分子标记可能对手足口病的早期诊断很有价值。蛋白质组学分析目前被认为是全球蛋白质表达评估的有力工具，已被广泛应用于研究疾病的生物标记。有研究者使用区别于传统的二维电泳技术的荧光差异双向电泳（2D-DIGE）和矩阵辅助的激光照射/电离时间/质谱（MALDI-TOF-MS）方法，通过该技术的高灵敏度和可重复性，用一种全新的方式来探索手足口病疾病蛋白质组研究，寻找用于手足口病早期诊断的潜在的生物标记物蛋白。

（2）柯萨奇病毒快速检测方法的进展：近年有研究人员开发了一种反转录环介导等温扩增（RT-LAMP）与侧流设备（LFD）技术相结合的技术，以快速检测 CV-A16 病毒。该技术使用 RT-LAMP 分析方法对 CV-A16 的 VP1 基因进行了优化。采用 LFD 和毛细管电泳对放大产物进行了分析。研究分析表明，该方法在检测 CV-A16 时表现出 100% 的特异性，检测灵敏度为 0.55。将 RT-LAMP-LFD 试验与之前在临床试验中使用的实时 RT-PCR 方法进行比较，结果显示 93% 的结果一致。但与传统 RT-PCR 方法比较，RT-LAMP-LFD 分析在检测 CV-A16 RNA 时更加灵敏。因这种技术具有的高灵敏度、特异性及易用性，使其成为发展中国家的初级保健设施和临床实验室等资源有限地区的理想选择。

（3）快速甄别肠道病毒的基因分型方法的探索：肠道病毒鉴定的金标准是病毒分离和培养，随后用中和实验确定血清型。这一传统的诊断方法有其缺点：①耗时、费力；②64 种血清型抗体库中只有 40 种抗体，有时存在交叉反应;③全球范围30年前制备的抗血清有限;④毒株或抗原变异导致抗体凝集;⑤有些肠道病毒在细胞中复制能力较差,难以分型;⑥当需要更深入地了解更多详细的病毒特征时,需要同时接种多种细胞株进行病毒分离培养,找出敏感的细胞株,耗时费力,工作量非常大。有研究人员建立在总肠道病毒的保守区设计引物扩增,确保单管单反应能扩增出所有肠道病毒血清型的检测方法,该方法通过特异地扩增总肠道病毒,以不同病毒滴度的EV-A71验证方法的灵敏度,1×10^3 拷贝数/μl的标本能成功扩增,方法学上达到了目前PCR方法的灵敏度标准。该方法在获取临床标本后,1小时内完成RNA提取,RT-PCR扩增2小时内完成,测序也在3小时内完成,所以一旦有手足口病疫情,不管是哪一种肠道病毒引起,一天之内就可以出具分析报告,指导临床治疗和卫生决策,具有快速、方便、准确、高效的特点。

(4)多病毒检测平台的建立:一种能同时、快速、准确地检测包括麻疹病毒、风疹病毒、肠道病毒71型、水痘带状疱疹病毒、登革热病毒、人类细小病毒B19、柯萨奇病毒A16型、A组P型酿脓链球菌(溶血性链球菌)、伤寒沙门菌9种发热伴出疹病原体的化学发光基因芯片平台已经在国内建立。该平台建设属国家科技重大专项传染病应急处置检测技术平台资助项目。该平台基于基因芯片技术建立的化学基因芯片具有良好的检测特异性和灵敏度,用于发热伴出疹疾病的检测,提供了一种新的临床诊断手段。多重PCR与基因技术的整合,实现两种技术的优势互补,使用多重PCR和基因芯片联用的技术可以高效特异的检测多重发热伴出疹病原。在芯片采集与分析方法中采用推广成本很低的便携式化学发光芯片成像仪采集信号,降低芯片成本,提高灵敏度,且整个过程仅需1.5小时,提高了效率。但基于临床样本来源的限制,该方法的准确度和灵敏度仍需接受大样本临床检测的进一步验证。

(二)血清学检查

急性期与恢复期血清CV-A16、EV-A71或其他可引起手足口病的肠道病毒中和抗体有4倍及以上升高。

(三)常规生化检查

1. 部分轻症病例可有轻度ALT、AST、CK-MB升高。

2. 重症病例除了外周血白细胞异常,血糖升高也与重症病例存在的合并神经系统损害密切相关。有研究认为白细胞增加及血糖升高是自主神经系统功能失调的表现之一。研究发现,有部分手足口病患儿在尚未出现神经系统表现前血糖已明显升高,应引起高度警惕。患儿一旦出现高血糖及肢体无力常提示病变累及脑干。因此,动态监测血糖变化对早期发现重症病例有重要意义。

3. 血清学神经损伤的相关指标变化特征 研究显示血清S100钙结合蛋

白 B(S100B)和神经元特异性烯醇化酶(NSE)水平变化与重症患儿病情发展密切相关,S100B 和 NSE 作为一对组合指标用于反映脑损伤和神经系统功能状况在临床上引起了关注,由于病毒或细菌感染、免疫反应、炎症损伤,血管内皮或神经元细胞膜稳定性减弱,神经元内的 S100B 表达升高并通过血脑屏障进入外周血,故外周血 S100B 水平可以推测脑损伤程度。NSE 是生物体内的糖酵解代谢酶,主要存在于神经元和神经内分泌细胞中,在脑组织受损时,神经元细胞膜通透性增加,此时 NSE 透过细胞膜进入细胞间隙,进而进入脑脊液或者通过血脑屏障进入外周血,故脑脊液或外周血 NSE 水平也可反映神经元受损程度。

有关 S100B、NSE 与手足口病关系的研究表明,手足口病重症脑炎患儿脑脊液、血清中 NSE 和 S100B 显著高于 EV-A71 感染的手足口病普通型患儿,提示重症手足口病患儿脑或神经系统功能受到损伤。

4. 白细胞介素指标　白细胞介素(IL)是由多种细胞产生并作用于多种细胞的一类细胞因子,在免疫细胞的成熟、活化、增殖和免疫调节等一系列过程中发挥着重要作用,特别是参与并介导了机体的炎症反应。

研究发现,机体被手足口病病毒感染后,血中炎性细胞因子 IL-6、IL-12、IL-18 等显著升高,对炎症的进展有明显的促进作用。其中,IL-6 的大量释放是一个危险信号,因为 IL-6 是急性期损伤的诱导物,而且是炎症反应的促发剂,能引发机体产生强烈的炎症反应,如果不加控制,可导致严重的低血压、多器官功能障碍,甚至死亡。早期血 IL-6 水平可作为评估重症手足口病患儿预后的一个重要参考指标。

过量的炎性刺激也会使机体产生代偿性抗炎反应。IL-10 是体内最重要的抗炎细胞因子,可促进 B 淋巴细胞增殖和活化,同时抑制单核 - 巨噬细胞和 Th1 细胞增殖、活化,从而介导体液免疫反应。研究发现,手足口病发病急性期,IL-6、IL-12 反应性增高,IL-10 也相应增高与之拮抗。

总之,在手足口病患儿发病过程中,白细胞介素参与了机体的免疫调节作用,对判断疾病进展和预后有一定的临床意义。

5. 血清检查心肌损伤标志物　反映心肌损伤的标志物有肌酸激酶同工酶(CK-MB)和肌钙蛋白 I(cTnI)。

(1) 肌酸激酶同工酶(CK-MB):CK-MB 是肌酸激酶(CK)的同工酶,主要存在心肌细胞中,是心肌受损的敏感指标。CK-MB 在正常血清中含量较少,心肌细胞受损伤 3~4 小时后开始升高,对早期诊断心肌损害具有高度特异性,并且其升高程度与病情呈正相关,与患儿临床预后关系密切。因此,早期检测患儿血清心肌酶能及时发现有无心肌损害及损害程度,并指导临床医生及时进行规范化治疗。

(2) 肌钙蛋白(cTnI):cTnI 仅存在心肌细胞中,是目前临床敏感性和特异性最好的心肌损伤标志物,已成为心肌组织损伤最重要的诊断依据。cTnI 在心肌损伤 4~6 小时后开始升高,持续 7~10 天。当手足口病病毒侵害心肌时,cTnI 可通过破损的细胞膜释放入血,血清 cTnI 水平与心肌损伤程度密切相关。cTnI 含量检测可作为诊断手足口病患儿是否合并心肌损伤的良好指标。

6. CRP 和超敏 C 反应蛋白(hs-CRP)。

CRP 是一种主要由肝脏合成的急性时相反应蛋白,正常人血清中含量极微,当机体受到微生物入侵或发生组织损伤等炎症性刺激时 CRP 含量迅速升高,病情恢复后则迅速下降。近年来,随着检测技术的进步,采用超敏感方法检测到更低、更精密的 CRP 则称为 hs-CRP。

目前关于手足口病心肌损伤的机制尚未完全明确,但主要认为可能与以下两个因素有关:一是病毒感染直接作用于心脏,导致心肌细胞受损和炎症反应,二是机体免疫反应加剧引起心肌细胞损害。研究发现,手足口病患儿心肌损伤或炎症时,CRP 或 hs-CRP 含量显著升高,且与患儿病情程度呈正相关。由于 CRP 和 hs-CRP 是非特异性炎症指标,临床诊断时最好与其他指标联合检测以确认手足口病患儿是否合并病毒性心肌炎。

第二节 影像学检查

一、胸部影像学检查

胸部 X 线或 CT 检查时,手足口病轻症患儿肺部无明显异常,重症患儿早期常无明显异常或仅有双肺纹理增粗模糊。出现神经源性肺水肿时,CT 扫描可见磨玻璃样改变、小结节样影、小片状实变等。肺水肿进展到中后期,出现高密度结节,逐渐发展到团絮状或斑片状大片实变边界模糊的密度增高影。少量肺出血时 CT 表现为肺泡密度增高影,大量出血时 CT 表现为斑片状、大片状的云絮样改变,比一般炎症密度增高。随着病情进展,CT 表现为实变,密度较炎性渗出性改变增高。恢复期患儿间质纤维化,CT 表现为网格状阴影。

临床出现早期肺水肿症状,机械通气患儿应行常规床边 X 线胸片检查,前 3 天每日复查,或根据病情变化随时复查。了解心影、双肺情况以及气管插管、中心静脉导管位置。重症及危重症患儿尤其 EV-A71 型感染可累及神经系统,表现为无菌性脑膜炎、脑干脑炎等,尤其后者极易并发神经源性肺水肿。并发神经源性肺水肿时,由于肺泡大量急性渗出、出血,胸部影像可表现为两肺野透亮度减低,磨玻璃样改变,局限或广泛分布的斑片状、大片状阴影,影像进展迅速。极少数病例并发气胸、纵隔气肿,个别病例迅速发展为白肺,预后较差。神经源性肺水肿胸部影像表现不同于肺炎,后者病变进展呈渐进性改变,并同时伴有血白细胞升高、痰或支气管分泌物细菌培养阳性等感染证据可资鉴别。

二、颅脑 CT 和（或）MRI 检查

颅脑 CT 检查可用于鉴别颅内出血、脑疝、颅内占位等病变。神经系统受累者 MRI 检查可出现异常改变,合并脑干脑炎者可表现为脑桥、延髓及中脑的斑点状或斑片状长 T1 长 T2 信号。并发急性弛缓性麻痹者可显示受累节段脊髓前角区的斑点状对称或不对称的长 T1 长 T2 信号。

目前对 EV-A71 的嗜神经性以及为何容易侵犯脑干延髓生命中枢的发病机制和原理尚不清楚,其发病机制可能是 EV-A71 破坏了脑干组织的一些具有调节功能的结构,引发交感神经兴奋、血管强烈收缩的一系列反应,最终发生肺水肿。目前使用 MRI 早期发现手足口病重症脑组织改变已有较多报道,特别是用于早期诊断 EV-A71 感染相关肺水肿和脑干脑炎。MRI 可早期发现相应的脑组织变化,对病变处定位清楚,有利于从整体把握疾病的进展。

研究发现,EV-A71 所致手足口病合并中枢神经系统并发症的患儿脑和脊髓 MRI 常有异常表现,损伤部位以脑干、丘脑及大脑皮质多见,手足口病重症患儿中多数 MRI 检查可有单发或多发异常信号。手足口病合并神经系统损害以脑干脑炎、脊髓炎、脑脊髓炎为主。

1. 合并脑干脑炎的患儿临床可出现颅神经受累(一侧或双侧),如眼球麻痹、吞咽困难、共济失调、震颤、肌阵挛、肢体运动或感觉障碍,重者迅速出现肺循环衰竭。MRI 显示受累部位以脑桥、延髓及中脑、小脑为主。病灶主要位于脑桥延髓交界处背侧,此外还可同时累及中脑、丘脑、小脑齿状核等。矢状面扫描显示脑桥延髓交界处及周围 T2 信号呈斑点状或斑片状,轴位扫描显示延髓病变处 T1 呈稍长信号且呈对称性圆点状,T2 呈长信号且呈对称性圆点状,双侧脑桥背侧、丘脑、中脑中部 T1 呈稍长片状信号或 T2 呈长片状信号。根据神经系统受累的程度,将脑干脑炎分为三级:Ⅰ 级表现为肌震颤和共济失调,5% 的儿童留下永久性神经系统后遗症;Ⅱ 级表现为肌震颤和颅神经受累,20% 的儿童留下后遗症;Ⅲ 级表现为心肺功能迅速衰竭,80% 的儿童死亡,存活者将留下严重的后遗症。脑干脑炎病灶主要为稍长 T1 稍长 T2 信号。值得注意的是,增强 MRI 能发现平扫阴性者的病灶,建议急性期临床怀疑并发脑干脑炎的手足口病患儿行 MRI 增强扫描,以免遗漏病灶。

2. 并发急性弛缓性麻痹者脊髓 MRI 检查　急性弛缓性麻痹在重症手足口病过程中急性起病,患儿出现一个或多个肢体的肌张力减弱,肌力下降或

瘫痪,腱反射减弱或消失,脑脊液非化脓性改变,脊髓MRI检查有改变,临床可明确诊断。其临床表现与脊髓灰质炎相似,故也有人将EV-A71所致急性弛缓性麻痹称为类脊髓灰质炎综合征。MRI表现为病变脊髓阶段信号异常,矢状位可见:颈$_{2-7}$和(或)胸$_{12}$~腰$_1$可见条状长T1长T2信号。病变多位于脊髓中央,略偏向腹侧;轴位可见:颈$_{2-7}$和(或)胸$_{12}$~腰$_1$病变均位于脊髓前角区,呈斑点状对称或不对称长T1长T2信号。从MRI检查结果可见:手足口病合并脑脊髓炎病变部位以多节段受累为主要表现,双侧呈非对称性信号多于单侧。脊髓病变多发生在颈髓和下胸腰段脊髓,可能与感染传导途径有关。手足口病合并神经系统损害病变部位及范围与脊髓灰质炎MRI有诸多相似之处,临床鉴别主要依靠病原学检查进行确诊。

脊髓MRI对急性弛缓性麻痹诊断意义重大。合并急性弛缓性麻痹的手足口病患儿应尽快行脊髓MRI检查,其结果有较好的准确度和敏感度,能明确脊神经受损的部位及严重程度,并且与临床表现具有一致性。MRI还对评价远期预后具有一定参考价值。MRI脊髓病变严重者,支配患肢的运动神经受损重,预后相对差;脊髓病变相对较轻者预后相对良好。

第三节 心电图检查

手足口病患儿并发病毒性心肌炎时,心电图可表现为:S-T-T改变,心律失常,如窦性心动过速或过缓、期前收缩、房室传导阻滞、室性心动过速、Q-T间期延长、P-R间期延长、室性或房性期前收缩。

第四节 脑电图检查

神经系统受累者可表现为弥漫性慢波,少数可出现棘(尖)慢波。

病情极期脑电图检查结果异常率高,EV-A71感染可引起神经系统灰质和白质血管周围淋巴细胞和浆细胞浸润、局限性出血和局限性神经细胞坏死及胶质反应性增生等脑实质的破坏和变性,导致脑功能减退,这是小儿手足口病并发神经系统损害时脑电图改变的病理基础。

因此,脑电图检查是一项重要的物理学检查手段。脑电图异常可分为轻度异常、中度异常和重度异常。轻度异常表现为:①背景活动异常,出现与患儿年龄段不相符的节律,多出现中-高波幅或低波幅的δ波与θ波;②局灶性振发,出现高波幅的慢波活动。中度异常表现为:在轻度异常的基础上,各导联或局灶性散在棘(尖)波。重度异常表现为:在轻度异常的基础上,各导联或局灶性阵发性棘(尖)波、棘(尖)慢波。

1. 有研究显示,合并脑炎的手足口病患儿其脑电图异常率高达98.9%,并与病情的严重程度和预后相关性高。手足口病合并脑炎的临床症状越重,脑电图异常率越高;脑电图复查有好转趋势者,临床预后良好。

2. 合并急性弛缓性麻痹的手足口病患儿脑电图检查可出现神经受损所致的异常电活动,表现为异常波形和(或)电压改变,部分出现棘波、慢波等改变。随着病情的好转,脑电图趋于恢复。

第五节 超声心动图检查

手足口病重症患者的心脏病理研究显示心肌正常,无炎症,偶见灶性肌坏死,无病毒包涵体,推测手足口病的心脏功能不全与中枢神经系统的损伤有关,不支持病毒性心肌病理损伤的过程。手足口病重症合并脑干病变时,机体的应激反应导致交感神经过度兴奋,造成交感神经瀑布式反应,血中儿茶酚胺含量显著增高,全身血管收缩、血流动力学急剧变化,体循环阻力增加,动脉血压急剧增高,左心室射血减少。儿茶酚胺和其他应激激素在短时间内大量分泌,使心率增快,导致心肌耗氧量增加。

由于手足口病重症患者存在上述的病理生理过程,超声心动图对心脏功能检测及评价预后有较高的应用价值。手足口病轻症患者超声心动图正常,手足口病重症患者超声心动图可出现以心尖为主的弥漫性左心室收缩功能减低,亦可出现心肌舒张功能减低,伴有节段性室壁运动异常,每搏输出量下降,部分患者出现射血分数降低。

(张婷,刘钢,冉献贵,黄学勇,李兴旺,钱素云,尚云晓,蒋荣猛,王荃,陈强,俞蕙,鲍一笑,陈志海,邓慧玲,张育才,陆国平,许汴利)

第六章

诊 断 标 准

结合流行病学史、临床表现和病原学检查做出诊断。

第一节　临床诊断病例

1. 在流行季节发病,常见于学龄前儿童,3岁以下婴幼儿发病率最高。常在幼儿聚集场所发生,发病前与手足口病患儿有直接或间接接触史。

2. 符合上述临床表现,可有发热伴手、足、口、臀部皮疹,部分病例可无发热。

（1）典型皮疹:皮疹表现为斑丘疹、丘疹、疱疹,周围有炎性红晕,疱内液体较少,不疼不痒,皮疹恢复时不结痂不留疤,临床易识别。

（2）不典型皮疹:部分 EV-A71 感染致手足口病病例皮疹特殊,皮疹通常小、厚、硬、少,有时可见瘀点、瘀斑;易漏诊和误诊;近年来流行的 CV-A6 和 CV-A10 皮损严重,皮疹可表现为大疱样改变,伴疼痛及痒感,不易和水痘、单纯疱疹病毒感染相鉴别。少数病例可不出现皮疹。

手足口病皮疹不典型,部分病例仅表现为脑炎或脑膜炎等,临床诊断困难,需要结合病原学或血清学检查做出诊断。

第二节　确 诊 病 例

在临床诊断病例基础上,具有下列之一者即可确诊。

1. 肠道病毒(CV-A16、EV-A71 等)特异性核酸检查阳性。

2. 分离出肠道病毒,并鉴定为 CV-A16、EV-A71 或其他可引起手足口病的肠道病毒。

3. 急性期血清相关病毒 IgM 抗体阳性。

4. 恢复期血清相关肠道病毒的中和抗体比急性期有 4 倍及以上升高。

（蒋荣猛,邓慧玲,李兴旺,钱素云,尚云晓,陈强,王荃,
鲍一笑,陈志海,黄学勇,刘春峰,冉献贵,俞蕙,张育才）

第七章

鉴 别 诊 断

第一节　其他儿童出疹性疾病

　　手足口病普通病例需要与儿童出疹性疾病如丘疹性荨麻疹、沙土皮疹、水痘、不典型麻疹、幼儿急疹、带状疱疹、风疹及川崎病等鉴别；尤其是 CV-A6 或 CV-A10 所致大疱性皮疹需与水痘鉴别；口周出现皮疹时需与单纯疱疹鉴别。可根据流行病学特点、皮疹形态、部位、出疹时间、皮疹和发热的关系、有无淋巴结肿大以及伴随症状等进行鉴别，以皮疹形态及部位最为重要。最终依据病原学和血清学检测进行鉴别。

　　（一）手足口皮疹的特点

　　1. 皮疹部位　手足口病虽然是由肠道病毒感染引起，但其主要症状更多的却是肠道外的表现。顾名思义，本病的特点主要是手、足、口这些部位的皮疹。皮疹常首发于口腔，一般分布于颊黏膜、软硬腭、舌、唇及齿龈部等处，以颊黏膜、软腭及舌缘最为多见。其他主要分布在双侧手背、指背、手的小指侧、手掌、足背、足底、足跟，有时臀部也有皮疹，而胸部、腹部、背部、头面部很少有皮疹。本病的皮疹可多发或仅发于某个部位，口腔黏膜也可能没有皮损。

　　2. 皮疹形态及特点　手足口病皮疹形态一般初为较小的玫瑰红色充血性圆形或卵圆形丘疹、斑丘疹，病变通常演变成水疱，周围绕以红晕，疹间肤色正常，皮疹不结痂，然后于 1~2 周内消失。皮疹通常不痛，不痒，但在某些情况下，压力和触摸可引发疼痛。四肢、膝肘部疱疹壁厚，不易破裂；口腔黏膜及肛周疱疹壁略薄，易破溃形成溃疡。皮疹不融合，少数患者出现皮疹密集有融合现象，以臀部出现融合现象为明显。口腔黏膜病变大部分与皮疹同时出现,表现为口腔黏膜充血、疱疹、溃疡,有痛感;疱疹易破溃,致2岁以内婴幼儿出现以哭闹、流涎、拒食为主的表现。疱疹3天左右开始干涸、结痂后吸收。皮疹消退后不留色素沉着及瘢痕,一般持续5~7天。

(二)与疱疹性口炎的鉴别

疱疹性口炎病原体为单纯疱疹病毒,一年四季均可发病,以散在为主。疱疹见于舌、齿龈和颊黏膜,有发热和局部淋巴结肿大,一般无皮疹。通过对儿童口腔黏膜病的临床资料统计分析得出,儿童口腔病患者以疱疹性口炎为多。本病多发于6岁以下儿童,常见于6个月至2岁的婴幼儿。是由单纯疱疹病毒Ⅰ型引起的急性口腔黏膜感染,传染性强,通过飞沫传播,任何季节均可发病。

1. 皮疹部位 本病好发于颊黏膜、齿龈、舌、唇内和唇黏膜及邻近口周皮肤,全身其他地方未见。

2. 皮疹形态及特点 主要表现为口腔黏膜的任何部位先出现散在红色斑疹,很快斑疹上出现散在或成簇的小水疱,壁薄、透明,周围有红晕。初起时发痒,继而有痛感。水疱不久溃破,形成浅表溃疡,溃疡形状不一,上面有黄白色的膜样渗出物。并可造成继发性感染;唇和口周皮肤也有类似病损;疱疹破溃后形成痂壳。且有颌下、颏下淋巴结肿大,有压痛,随黏膜损伤的出现,全身症状逐渐好转。

(三)与水痘的鉴别

水痘病原体为水痘-带状疱疹病毒。疱疹可见于口腔任何部位,皮疹呈向心性分布,头皮、阴部黏膜及眼结膜均可累及。也是一种常见的儿童急性传染病,全年都可发生,以冬春季节多见,呈散发性,患者为唯一传染源。水痘传染性极强,易感儿接触后90%发病,主要通过直接接触水痘疱疹液(水痘痂皮无传染性)和空气飞沫传播,亦可通过污染的用具传播。

1. 皮疹部位 水痘皮疹先后分批陆续出现,呈向心性分布,先出现于躯干和四肢近端,躯干皮疹最多见,其次为头面部,四肢远端较少,手掌、足底更少。这一点可以和手足口病相区别。

2. 皮疹形态及特点 皮疹初为红斑疹,数小时后变为深红色丘疹,再经数小时后发展成为疱疹,形似露珠水滴,椭圆形,直径3~5mm,壁薄易破。周围有红晕。中央还有特征性的"脐窝"。而且在同一部位可以看到先后不同时期的丘疹、水疱、结痂,即"三代同堂"现象。有时口腔黏膜也可看到水疱破溃后形成的溃疡。疱液初期透明,数小时后变为浑浊。若继发感染则发展成脓疱。常因瘙痒使患者烦躁不安,1~2天后疱疹从中心开始干枯结痂,周围皮肤红晕消失,再经数日痂皮脱落,一般不留瘢痕。部分患儿鼻、口腔、结膜、外阴等处黏膜可以出疹,黏膜疹易破,形成溃疡,常有疼痛。临床曾有报道伴有水痘样全身皮疹的EV-A71型手足口病患儿数例,年龄均在5岁以上,经病原学核酸检测均显示EV-A71型阳性结果,可确诊为EV-A71型手足口病。除有发热、口腔散在疱疹及手掌、脚掌疱疹外,该组病例还表现为全身性水痘样小丘疹、水疱疹、结痂。这种皮疹特点在手足口病中少见,从临床表现上难以与水痘鉴别,只能依赖于病原学检查确诊,值得注意。水痘皮肤病灶标本的聚合酶链反应检测方便且准确率高,能准确地诊断接种和未接种疫苗者的水痘疾病。口腔标本聚合酶链反应检测有时可以帮助对水痘疾病的诊断,甚至在出疹后也可以帮助诊断。

(四)与口蹄疫的鉴别

口蹄疫由口蹄疫病毒引起,多发生于畜牧区,以成人牧民多见,四季均有发生。口腔黏膜疹易融合成较大溃疡,手背及指、趾间有疹,伴痒痛感。口蹄疫病毒属小RNA病毒科口蹄疫病毒属,主要感染偶蹄动物,偶有感染人(尤其是小孩)的报道。口蹄疫起病之后主要表现为全身中毒和局部疱疹损害两大特征。在临床症状上手足口病与口蹄疫难以区分,一直以来都还没有同时鉴别这两种病原的诊断方法。今年有研究者以我国目前主要流行的病原EV-A71、CV-A16和口蹄疫病毒为研究对象,选取特异性、敏感性和稳定性较好的引物,建立了能够同时快速诊断上述三种病原的方法。该鉴别诊断方法的建立,不仅可以为患者赢得宝贵的治疗时间,而且能够作为一种监测手段,及时监控口蹄疫对人的感染性。

1. 皮疹的部位 口蹄疫与手足口病的患病部位都在口腔、手指间、足趾端,口蹄疫皮疹表现为手掌、足趾、鼻黏膜、眼结膜、面部、胸背皮肤发干和红肿,手掌、足趾等发痒,唇、舌、齿龈、口腔、指尖、指甲基部等部位出现豌豆大的水疱并迅速破裂。

2. 皮疹的形态及特点 本病主要表现为发热、头痛、全身不适,1~2天后在口腔黏膜、舌边、手指边、足趾端发生水疱,过1~2天后水疱破溃,形成溃疡,继发感染成脓疱,然后结痂、脱落,一般不留瘢痕。其病程为1~2周。大多数预后良好,严重病例可以并发心肌炎。

(五)与麻疹的鉴别

麻疹是由麻疹病毒引起的传染性很强的急性呼吸道传染病,临床上有将麻疹误诊为手足口病的报道,在公开发表的论文中也常见将异型麻疹误诊为手足口病的报道。

1. 皮疹部位 麻疹口腔颊黏膜斑,常见于颊黏膜近臼齿处,直径0.5~1mm,也可见于下唇内侧面与牙龈之间,软腭及咽弓等处黏膜,皮疹先出现于耳后、颈部,以后向下发展到躯干四肢。

2. 皮疹形态及特点 在出疹前24~48小时可出现Koplik斑,为直径约

1.0mm 的灰白色小点,外有红色晕圈,开始仅见于对着下白齿的颊黏膜上,但在 1 天内很快增多,可累及整个颊黏膜并蔓延至唇部黏膜,黏膜斑在皮疹出现后即逐渐消失,可留有暗红色小点;出疹期皮疹开始为稀疏不规则的红色斑丘疹,疹间皮肤正常,始见于耳后、颈部、沿发际边缘,24 小时内向下发展,遍及面部、躯干及上肢,第 3 天皮疹累及下肢及足部,病情严重者皮疹常融合,皮肤水肿,面部水肿变形。大部分皮疹压之褪色,但亦有出现瘀点者。出疹 3~4 天后皮疹开始消退,消退顺序与出疹时相同;在无合并症发生的情况下,食欲、精神等其他症状也随之好转。疹退后,皮肤留有糠麸状脱屑及棕色色素沉着,7~10 天痊愈。

(六) 与丘疹性荨麻疹的鉴别

丘疹性荨麻疹又称婴儿苔藓、荨麻疹样苔藓,是儿童时期常见的一种过敏性皮肤病,春秋季较多见。

1. 皮疹部位　本病往往好发于躯干、四肢伸侧,头面部较少被波及,口腔黏膜无受累。即丘疹性荨麻疹皮疹的分布呈"离心性"。

2. 皮疹形态及特点　皮损表现为风团丘疹或风团水疱。典型损害的风团状似纺锤形,丘疹顶端可有水疱、脓疱、结痂,新的皮疹陆续分批出现,故风团、丘疹、大疱可同时存在。还可以在四肢远端和掌跖部位出现张力性水疱。皮疹可群集或散在分布,但一般不对称。患儿多有剧痒,以夜间尤甚。常因搔抓而继发脓疱疮等化脓性皮肤病,但通常无全身症状,局部浅淋巴结也不肿大。病程 1~2 周,损害消退后,可遗留暂时性色素沉着斑,易复发。

手足口病的皮疹不像蚊虫叮咬,不像药物疹,不像口唇牙龈疱疹,也不像水痘,所以又称为"四不像",而临床上更有不痛、不痒、不结痂、不结疤的"四不"特征。这些为确诊该病提供了直接证据。同时也应该注意鉴别一些与临床表现近似的疾病,在无法判断是否是手足口病时,可以用排除法,通过详细询问病史,如询问近期有无到过疫区、有无手足口病接触史等,初步排除一些常见的易混淆的疾病。通过对比法,如对比皮疹的部位、皮疹的大小、性状等排除一些出疹性疾病,临床上凡遇到发热或不发热患儿,如发现口腔内有疱疹或咽峡部有疱疹者,一定要仔细检查患儿手足掌侧及臀部,必要时作病原学及病毒基因型别的检测。

第二节　其他病毒所致脑炎或脑膜炎

由其他病毒引起的脑炎或脑膜炎如单纯疱疹病毒、巨细胞病毒(CMV)、EB 病毒(EBV)、呼吸道病毒等,临床表现与手足口病合并中枢神经系统损害的重症病例表现相似，但该类病原所致者手、足、臀部无手足口病样皮疹；对皮疹不典型者，应结合流行病学史尽快留取标本。进行肠道病毒尤其是EV-A71的病毒学检查，结合病原学或血清学检查结果做出诊断。

第三节　脊髓灰质炎

重症手足口病合并急性弛缓性麻痹时需与脊髓灰质炎鉴别。后者主要表现为双峰热，病程第2周退热前或退热过程中出现弛缓性麻痹，病情多在热退后到达顶点，无皮疹。

与脊髓灰质炎比较，EV-A71对神经系统的累及类似，病毒通过外周运动神经首先累及前角神经细胞，并通过皮质脊髓束蔓延至大脑运动皮层，但是脊髓灰质炎的累及是脊髓最重，其次延髓脑干，最后大脑皮质，呈逐渐减轻的趋势，而EV-A71对脑干、大脑的运动细胞的侵袭度远高于脊髓灰质炎。患儿在发病过程中腱反射逐渐出现亢进，出现一过性的踝阵挛、髌阵挛，最终阵挛消失，反射恢复正常，尤其在瘫痪较轻侧出现更早，同时又具有前角损害的前期表现和萎缩及对应的影像学改变，EV-A71病毒沿锥体束的播散也会比脊髓灰质炎更突出。

第四节　肺　　炎

重症手足口病可发生神经源性肺水肿，应与肺炎相鉴别。

1. 肺炎　主要表现为发热、咳嗽、呼吸急促等呼吸道症状，一般无皮疹，无粉红色或血性泡沫痰；病情加重或减轻均呈逐渐演变，胸片可见肺实变病灶、肺不张及胸腔积液等。

2. 神经源性肺水肿（NPE）　是中枢神经系统损伤后发生的一种严重肺部并发症，1874年由Bram-brink等首次报道。NPE是指在没有心、肺、肾等原发病的情况下，出现各种中枢神经系统损伤所伴发的急性非心源性肺水肿。由于严重肺水肿、动静脉短路等，肺部气体弥散功能障碍，严重影响了肺泡气体交换，导致低氧血症；大量气道液体存留以及肺出血，还可阻塞气道。低氧血症可进一步加重中枢神经系统的继发性损伤。

从手足口病的发生发展来看，普通型（我国台湾地区分期Ⅰ期）只是皮肤、黏膜病变，重症手足口病中的重型（我国台湾地区分期Ⅱ期）为中枢神经系统受累。一般只有累及神经系统，才可能出现自主神经失衡，进而出现交感神经亢进并发 NPE。所以,临床诊断 NPE 首先要明确是否存在中枢神经系统受累,神经系统受累可表现为无菌性脑膜炎、脑干脑炎、小脑炎、急性弛缓性麻痹、吉兰-巴雷综合征等;但由于神经系统表现不典型、早期识别困难,有些病例可能已经表现 NPE 而临床并未诊断中枢神经系统病变。鉴于 NPE 的发生是以交感神经亢进或合并左心功能不全、肺部液体增多(肺水肿)为前提,发生前或发生时患儿往往具备以下特征:

(1) 存在神经系统表现,如意识改变、呕吐、惊厥、肢体瘫痪等,瞳孔改变、视神经盘水肿等颅内压增高症状。

(2) 存在交感神经亢进的表现,如心率增快、血压增高(尤其舒张压增高)、四肢厥冷、末梢发绀、高热(散热障碍及下丘脑体温调节异常)。

(3) 可合并存在由于交感神经亢进伴发的血糖升高、白细胞升高等。

NPE 以急性呼吸困难和进行性低氧血症为特征。NPE 多发生在手足口病起病的 2~5 天,多在重症中枢神经系统和交感神经亢进症状发生后数分钟或数小时急剧出现,轻者主要出现烦躁、气促,此时多为轻度肺水肿或间质性肺水肿,肺部湿啰音和发绀并不多见;但很快由于出现肺泡水肿可在肺中下野闻及细湿啰音,患儿出现呼吸困难、发绀等;严重者可出现气促、胸部压迫感、血氧下降、明显发绀,并伴有大量白色泡沫痰,甚至血性泡沫痰或咯血(少数病例在插管时可有血性痰液涌出),此时皮肤苍白湿冷并出现濒死感,双肺可有充血性肺不张,发生呼吸衰竭,此时救治成功率很低。病死率达到 90%。血气分析可呈现不同程度的变化。初期(间质水肿)SpO_2 正常、PCO_2 正常或轻度下降;当肺泡水肿时,PaO_2 下降、PCO_2 升高,最后达到呼吸衰竭标准。X线胸片早期可为轻度间质改变,如肺纹理增粗、模糊,有间隔线和透光度下降等,易被漏诊;晚期则表现为双肺斑片状或云雾状阴影,肺门两侧呈蝴蝶状阴影,叶间裂增宽,甚至出现全肺水肿。

第五节 川 崎 病

由于川崎病与手足口病的临床表现相似,并且都容易出现神经系统症状,在临床工作中需提高对两者的鉴别诊断水平。

1. 川崎病是一种以全身血管炎为主要病变的急性发热出疹性疾病,又称皮肤黏膜淋巴结综合征。发热在 5 天以上,以下 5 项临床表现中至少符合 4 项者,除外其他疾病后,诊断为典型川崎病:①颈部淋巴结肿大;②多形性皮疹;③双侧球结膜充血;④口唇充血、皲裂,口腔黏膜弥漫性充血,杨梅舌;⑤急性期掌跖红斑,手足硬性水肿,恢复期末端膜状脱皮。发热在 5 天以上,临床表现不足4项者,患儿彩色多普勒超声心动图出现冠状动脉改变,诊断为不完全川崎病。在临床中观察到手足口病患儿出现口唇红、皲裂、杨梅舌以及球结膜充血时要格外警惕合并川崎病的可能。在诊治手足口病患儿过程中,若出现持续高热不退、长时间抗感染治疗无效、C反应蛋白明显增高、红细胞沉降率明显增快、指(趾)甲缘脱皮,应当考虑合并川崎病的可能,尽快行心脏超声检查有无冠状动脉扩张,以免延误疾病诊治。

2. 与手足口病的相关性 手足口病伴发川崎病的病例报道为数不多。患儿可能先感染导致手足口病的肠道病毒,引起手足口病发病,病毒进入患儿机体后形成一定的超抗原,引起Ⅱ型变态反应,引起血管炎性改变,进而引起川崎病的发生。由于川崎病与手足口病好发部位在四肢肢端、口腔黏膜交界处存在重叠,故两病并发者相对单纯川崎病或者手足口病患儿皮损范围更大,同时部分部位皮损不典型也更突出。在某些情况下,肠道病毒感染导致的免疫反应只是使手足口病患儿出现似川崎病的皮肤黏膜改变症状(如指趾末端膜状脱皮),但无全身炎性指标的明显升高。

第六节 诊断易出现的问题和对策

(一)诊断扩大化

由于担心漏诊后会导致手足口病的传播,有些医务人员在具体诊治中常常将诊断扩大化,具体表现为只要有皮疹或发热,也不管皮疹部位、类型、急性或慢性出疹,不考虑发热有无诱因、伴随症状、发热与皮疹的关系等,都诊断为手足口病。对于水痘、幼儿急疹、麻疹,应从皮疹部位、类型、发热与皮疹的关系等方面与手足口病进行鉴别。临床上有少部分手足口病病例仅表现为手、足、臀部皮疹或疱疹性咽峡炎,建议疱疹性咽峡炎可作为手足口病疑诊病例。3岁以下婴幼儿疱疹性咽峡炎,外周血白细胞计数增高者是留院观察指征之一。

(二)留院住院时间延长

一方面医务人员认为确诊病例住在医院就是安全的。因此对可以出院者不敢让其出院。另一方面,可以出院患儿的家属不愿出院,医务人员也不做必要解释,结果普通轻症病例的住院时间可长达十余天。

(三)遗漏不典型病例

重症病例手、足、掌心、臀部出疹明显伴口腔疱疹的典型病例一般都不会漏诊,但少数病例手、足、掌心、臀部出疹少,皮疹呈小点状,伴少许或不伴口腔疱疹的不典型病例容易漏诊。其原因主要为:盲目自信,检查不仔细。没有仔细检查患儿手、足、口腔及臀部,对不典型病例认识不足。检查发现手足和(或)口腔不典型皮疹,但在自己不确定的情况下否定了手足口病的诊断,而这种不典型病例往往就是重症病例的早期表现,漏诊后可能出现严重后果。

(四) 解决问题的对策

1. 加强手足口疾病知识学习　正确把握手足口病的诊断尺度非常重要,既要减少误诊、漏诊,又不能将诊断扩大化,这就要求医务人员认真学习手足口病知识,并在实际工作中不断总结提高,在有理论知识做保障的前提下,在实践中做到胆大心细,按照国家卫生健康委员会《手足口病诊疗指南(2018年版)》、全国儿科专家培训讲座电视电话会议精神及相关资料,开展对手足口病等肠道传染病防治知识的全员培训,对提高医务人员的诊断水平大有裨益。各级各类医疗机构,特别是县、村一级的医疗机构,要尽快掌握手足口病的诊疗技术,确保做到早发现、早诊断、早报告、早隔离、早治疗。医疗机构要重点对门诊、产科、儿科等专业的医护人员进行重点培训,通过全方位、多层次的培训使医务人员对手足口病的临床表现、辅助检查、临床诊断及治疗有充分的认识。

2. 把握手足口病的出院标准　手足口病患者治疗后体温恢复正常,皮疹减轻或消退,精神好,无并发症血常规恢复正常,即可出院,留观的患儿需尽快确定诊断或排除诊断。

3. 加强政策文件学习,合理利用医疗资源　要合理利用医疗资源,除了必备的手足口病相关知识外,还必须加强政策文件学习。医院要落实预检分诊制度,设立发热与疱疹病例专门诊室,重点加强医院产房、儿科病房的消毒,防止新生儿、婴幼儿医院内感染。

4. 做好手足口病的卫生宣教工作　手足口病虽然被列为丙级传染性疾病,但属于可防、可控、可治的疾病。各地要耐心地做好宣传解释工作,消除民众恐惧心理,对群众进行疾病知识普及,倡导建立良好的个人卫生习惯。教育孩子家长,减少让孩子到拥挤公共场所活动,以减少被感染机会。一旦出现发热、出疹等症状应及时就诊,及时隔离。预防关键为勤洗手、吃熟食、喝开水、勤通风、晒衣被。

(蒋荣猛,邓慧玲,李兴旺,钱素云,尚云晓,陈强,王荃,鲍一笑,陈志海,黄学勇,刘春峰,冉献贵,俞蕙,张育才)

第八章

重症病例早期识别

手足口病严重程度不一,轻症仅为一过性病毒感染,重症却会危及生命。据国家 CDC 统计,重症病例数约占手足口病总发病人数的 1%~2%,70% 以上由肠道病毒 71 型(EV-A71)感染引起。由于重症手足口病进展快、病情凶险、病死率高,早期识别有助于改善预后。

第一节　重症手足口病的高危因素

重症手足口病的高危因素主要包括年龄在 3 岁以下、病程 3 天以内和 EV-A71 感染等。

1. 年龄 3 岁以下　流行病学资料显示,重症和死亡的手足口病人群主要集中于 3 岁以下儿童,重症病例中 95% 为 3 岁以下患儿。学龄期儿童(7 岁以上)多已有肠道病毒感染的获得性免疫力,感染新型肠道病毒包括 EV-A71 时发生重症机会较少。

2. 病程 3 天以内　研究发现,重症病例多发生于病程的第 1~5 天,3 天内的患儿常处于疾病极期。3 天以后随着发热程度的降低、体温恢复正常后,发生重症的危险程度相应降低。病程超过 7 天以后发生脑炎、脑膜炎等神经系统受累和心血管功能障碍的可能性不大。

3. EV-A71 感染　EV-A71 具有前角神经组织嗜性,是除脊髓灰质炎病毒外最易侵犯中枢神经系统的肠道病毒,研究显示脑干可能是 EV-A71 最常累及部位。EV-A71 损害脑干(特别是孤束核)后,神经内分泌系统亢奋,使交感神经系统过度兴奋,儿茶酚胺类血管活性物质大量释放入血,引起心血管功能亢进。长时间过度亢奋,最终导致急性左心衰竭等严重并发症。患儿死亡的主要原因为循环衰竭和神经源性肺水肿,存活者部分可遗留严重后遗症。值得注意的是,EV-A71 感染所致重症病例的皮疹常表现为小、硬、厚、少,部分循环功能障碍患儿的皮疹更不典型、不易被发现,故应仔细查找皮疹以协助诊断。

第二节　重症手足口病的早期识别

一、重症患儿早期识别

重症病例诊疗关键在于及时准确地识别疾病第 2 期,阻止发展第 3 期和第 4 期。由于重症病例多于 1 天内由 2 期发展至 3 期,而 3 期到 4 期则进展迅猛,通常仅需数小时,因此把握短暂的时间窗,早期识别并及时干预至关重要。下列表现提示患儿可能发展为重症,甚至为危重型病例:

1. 持续高热　体温 >39℃,常规退热效果不佳。高热不退或 3 日后仍然高热,常提示不是普通手足口病。高热也可以增加心血管负担,加重交感神经系统亢奋所致的心血管功能障碍。根据 2008 年安徽阜阳手足口病暴发流行资料和经验,高热(体温 >39℃)或发热超过 3 天的患儿是重点监测人群。其中进入 PICU 抢救的危重症患儿体温均高于 39℃,部分患儿高达 40~41℃。

2. 神经系统表现　出现精神萎靡、头痛、眼球震颤或上翻、呕吐、易惊或惊跳、肢体抖动、吸吮无力、站立或坐立不稳等;其中精神萎靡、呕吐与肢体抖动相对容易被观察到,一旦出现应予高度重视。手足口病脑炎或脑膜炎较少出现频繁惊厥或神经系统定位体征,也有个别患儿由于交感与副交感神经调节紊乱或刺激了中枢某些神经核,出现食欲亢进等。

3. 呼吸异常　呼吸增快、减慢或节律不整。当安静状态下患儿呼吸频率超过 30~40 次 / 分或同年龄正常上限值时,应注意对呼吸异常的辨别,因为患儿发热、哭闹等因素均可能引起呼吸增快。应用退热药后体温下降或不下降,仍然表现呼吸增快;或患儿由哭闹转为安静后仍然呼吸增快;需要及时监测与进一步检查。特别是出现呼吸节律变慢、叹息样呼吸、双吸气等情况时,说明已影响呼吸中枢,对此类患儿应加紧进行呼吸支持,如使用呼吸机辅助通气等。部分重症患儿仅表现脑干脑炎及中枢性呼吸障碍,此类患儿一旦出现自主呼吸微弱或自主呼吸消失,后期常因呼吸中枢受损后中枢性低通气综合征导致脱离呼吸机困难,预后较差。

4. 循环功能障碍　心率增快(>160 次 / 分)、出冷汗、四肢末梢发凉、皮肤发花、血压升高、毛细血管再充盈时间延长(>2秒)、周围动脉搏动减弱,这些为手足口病炎症反应和交感神经亢奋的表现。一般可以按照急性颅内压增高综合征时血压增高的参考标准判断高血压,即血压 >[100+ 年龄(岁)× 2]mmHg。无基础疾病的患儿收缩压超过140mmHg时需要特别重视。出现这些表现的患儿应立即住院,最好收住ICU治疗观察。有条件者可进行无创血流动力学监测,如采用USCOM动态测定心脏指数[CI,正常3.6~6.0L/(min·m²)]和周围血管阻力(SVRI,儿童正常800~1200dyne·sec/cm⁵)等协助判断心血管功能状态。有研究发现重症手足口病患儿血液内源性儿茶酚胺和肾素 - 血管紧张素 - 醛固酮系统(RAAS)均明显升高。

5. 外周血白细胞计数升高   起病48小时内,重症患儿白细胞通常升高为(10.0~15.0)× 10⁹/L,多 >15.0 × 10⁹/L,部分患儿白细胞上升至 20 × 10⁹/L 以上,随病情好转,白细胞及中性粒细胞逐渐下降。应注意除外其他感染因素。重症手足口病患儿早期除有白血胞总数升高外,也可伴有C反应蛋白(CRP)轻度升高,为非特异性炎症反应。

6. 血糖升高   重症手足口病患儿可出现应激性高血糖,血糖 >8.3mmol/L;高血糖为非特异应激反应;部分患儿也可能出现低血糖状态。血糖值的不正常波动需要结合其他表现做出判断,需要注意的是输入含葡萄糖液体也可引起血糖的波动。

7. 血乳酸升高   出现循环功能障碍时,通常血乳酸≥2.0mmol/L,其升高程度可作为判断预后的参考指标。乳酸是反映组织灌注及细胞氧代谢的重要生物学标志物。2012年"拯救脓毒症运动"国际指南建议将乳酸作为反映脓毒性休克组织灌注的量化指标之一,2016年国际脓毒症及脓毒性休克诊断指南(sepsis 3)进一步强调乳酸值测定在休克判断中的作用。正常情况下血乳酸 <1.6mmol/L。当血乳酸≥2.0mmol/L时说明组织灌注不良和组织缺氧,需要快速进行治疗干预;血乳酸 >4.0mmol/L时有生命危险,需要积极抢救。因此,血乳酸值的动态监测,对病情判断、制定抢救方案及预后评估均有重要参考价值。

除以上临床与实验室指标用于重症或危重症早期识别外,也可以利用就诊医院所拥有的医疗资源,开展一些早期快速实验室检查协助病情判断。如血液EV-A71 IgM检查,可在10~15分钟内获取结果,已在部分医院门急诊开展。血气分析出现PaCO₂降低或升高(正常35~45mmHg)可以协助判断呼吸功能状态。血液新型脂肪酸结合蛋白(H-FABP)、CK-Mb、cTnI等对判断心肌受累有帮助。

二、重症病例神经系统损伤相关生物学标志物

神经系统损伤相关的生物学标志物对病情判断有帮助。

1. 神经特异性烯醇化酶　神经特异性烯醇化酶（NSE）是一种主要存在于神经元细胞中的可溶性胞浆蛋白，在正常脑内含量很低，当神经细胞受损伤后，NSE 可以从受损的神经细胞中释放出来，并透过血脑屏障进入脑脊液和血液循环系统。手足口病合并脑炎患儿血清与脑脊液中 NSE 水平可能升高，且其含量与神经元损伤程度及血脑屏障破坏程度呈正相关。因此，NSE 可能是一种反映神经系统损害程度的指标。

2. S100B 蛋白水平　S100B 是一种钙离子结合酸性蛋白，存在于中枢神经系统和周围神经系统的神经胶质细胞中。脑损伤时 S100B 从胶质细胞释放出来，进入脑脊液和血液循环系统。国外有学者认为，S100B 是反映脑损伤程度的特异性蛋白，其水平越高脑损伤程度越重。手足口病合并脑炎患儿脑脊液和血清标本中 S100B 蛋白测定，对临床诊断和治疗具有一定的参考价值。S100B 可能为预测重症手足口病患者脑损伤程度及病情进展的指标。

应当指出的是，尽管当前重症监护技术和检测手段空前发展，但体温、呼吸、脉搏/心率、皮肤有无花纹及肢体末端发凉、精神反应、吸吮是否有力、有无惊跳及肢体抖动等简单的临床症状和体征，仍然是早期识别重型/危重型手足口病需要特别关注的重点内容。同时，临床医生还应该对由神经系统基础病、先天遗传代谢病等所造成的神经系统症状体征与重症手足口病神经系统受累进行甄别。

随着对手足口病认识的逐步深入，基层医院对重症及危重型手足口病的早期识别能力已显著提高，漏诊及误诊率降低，诊治能力不断提升，我国重型/危重型手足口病例的病死率已从 2008 年的 11.5% 降低至 2016 年的 1.3%。2018 版手足口病诊疗指南在 2010 版的基础上，结合近年临床实践，对重症手足口病临床表现及辅助检查方面的早期识别指标进行了补充完善。

（张育才，王荃，钱素云，李兴旺，蒋荣猛，尚云晓，陈强，
刘春峰，陆国平，杨巧芝，陈志海，张婷，俞蕙，邓慧玲）

第九章

治　疗

　　手足口病的治疗原则为早发现、早诊断、早隔离、早治疗。患病期间应严密、动态观察患儿的病情变化,加强对患儿的护理。由于手足口病尚无特异性肠道病毒抑制剂,在临床上多采取以广谱抗病毒药物和对症支持治疗为主的综合治疗措施。

第一节　一般治疗

　　普通病例门诊治疗。注意隔离,避免交叉感染;清淡饮食,做好口腔和皮肤护理。

　　积极控制高热。体温超过 38.5℃者适当采用物理降温(温水擦浴、使用退热贴等)或应用退热药物治疗。常用药物:布洛芬口服,5~10mg/(kg·次);对乙酰氨基酚口服,10~15mg/(kg·次);两次用药最短间隔时间为 6 小时,使用过程中需注意其不良反应。布洛芬有抗炎的作用,可在一定程度上抑制机体炎症反应。

　　禁用阿司匹林,因其可引起 Reye 综合征。有咳嗽、咳痰者给予镇咳、祛痰药。继发细菌感染者给予抗生素。

　　保持患儿安静。惊厥病例需要及时止惊,常用药物有:如无静脉通路可首选咪达唑仑肌肉注射,0.1~0.3mg/(kg·次),体重 <40kg 者,最大剂量不超过 5mg/ 次,体重 >40kg 者,最大剂量不超过 10mg/ 次;地西泮缓慢静脉注射,0.3~0.5mg/(kg·次),最大剂量不超过 10mg/ 次,注射速度 1~2mg/min。需严密监测生命体征,做好呼吸支持准备;也可使用水合氯醛灌肠抗惊厥;保持呼吸道通畅,必要时吸氧;注意营养支持,维持水、电解质平衡。

　　普通病例一般采取居家隔离治疗。首先应将患儿与健康儿隔离,避免交叉感染。患儿应留在家中,直到体温正常、皮疹消退及水疱结痂,一般须隔离2周。其次,应做好患儿的各项护理工作,注意营养支持。患儿用过的玩具、餐具或其他用品应彻底消毒,防止病毒交叉反复感染。患儿应适当休息,给予清淡、可口、易消化、富含维生素的食物,必要时可适量服用维生素 B、维生素C 等,以增强机体免疫力,提高抗病毒能力。对于因口腔溃疡而影响进食的患儿,可适当补液,以维持正常的生理需要。多饮温开水,促进病毒排泄。保持口腔和皮肤的清洁,促进破溃处愈合,预防继发细菌感染。

　　由于小儿往往不能较好地表达不适,且病情变化较快,应密切观察患儿的体温变化和精神状态,尤其是要注意体温持续升高而皮疹不明显的患儿,以便及早发现病情向重型病例进展,及时采取有效的抢救措施。

第二节　病　因　治　疗

　　手足口病是由肠道病毒感染引起的急性传染病,其病原体多样,但均为小 RNA 病毒科肠道病毒属。目前,对于手足口病尚无特效的抗肠道病毒药物,但有研究显示,临床上使用干扰素 α 等广谱抗病毒药物进行治疗可改善症状,缩短病程。

一、重组人干扰素 α

　　干扰素(interferon,IFN)是由单核细胞和淋巴细胞产生的具有多种功能的活性蛋白质,具有广谱抗病毒、抗肿瘤、调节免疫等生物活性。IFN-α 的抗病毒机制在于:一方面它是抗病毒免疫应答的起始免疫因子之一,诱导宿主细胞产生抗病毒蛋白而抑制病毒复制,另一方面它还可以调节机体免疫功能,增强自然杀伤细胞、巨噬细胞和 T 淋巴细胞的活力,提高机体抗病毒能力。几乎所有的病毒感染都会诱导人体产生 IFN,因此 IFN-α 是一种广谱抗病毒药物,几乎对所有病毒感染均有效,包括疱疹病毒、肠道病毒、肝炎病毒等。Sasaki 等的研究表明,IFN-α 能显著预防和治疗肠道病毒 CV-A16 和 EV-A71引起的感染,提高被感染小鼠的存活率。Liu 等的研究显示,EV-A71 感染后,应用 IFN 诱导剂诱导机体生成 IFN 或直接给予 IFN-α 能显著降低组织中的病毒载量,提高小鼠的存活率;相反地,以地塞米松抑制机体免疫反应或给予Ⅰ型 IFN 中和抗体则会增加组织的病毒载量,造成小鼠死亡。这一研究结果表明,Ⅰ型 IFN(IFN-α/β)是机体抗 EV-A71 感染的重要保护机制,具有抑制病毒复制的作用。Diaz-San Segundo 等的研究表明 IFN 抗 EV-A71 感染还与机体复杂的免疫调节机制有关。

手足口病的致病病毒可在皮肤黏膜处大量复制而导致病理学改变。IFN-α2b 喷雾剂直接针对手足口病的皮肤、黏膜病变部位给药,尤其在手足口病早期局部喷涂于口腔黏膜溃疡处,可快速退热,促进溃疡愈合,有助于改善食欲和缩短病程,并且无明显不良反应发生。由首都医科大学附属北京地坛医院牵头的一项早期应用 IFN-α-2b 喷雾剂治疗轻症手足口病大样本多中心循证医学课题,完成 313 例手足口病患儿的随访观察,研究结果显示 IFN-α-2b 喷雾剂组在退热、皮疹结痂减退和食欲改善方面总有效率为 74.15%,而利巴韦林喷雾剂对照组总有效率仅为 49.09%。

IFN-α2b 喷雾剂:100 万 IU/ 日,隔 1~2 小时 / 次,可喷于口腔患处,以覆盖病损为宜,疗程 3~7 日,首日剂量可加倍。

IFN-α 雾化吸入:IFN-α1b 2~4μg/(kg·次),或 IFN-α2b 雾化吸入 20 万 ~40 万 IU/(kg·次),2 次 / 日,疗程 3~7 日。

关于 IFN-α 肌肉注射,因其全身治疗可能会引起发热、疼痛等不良反应,可能会与因肠道病毒感染导致的发热混淆,目前已经不推荐常规使用,在没有条件采用干扰素局部治疗的时候可酌情选择 IFN-α 肌注,参考剂量:IFN-α1b 1~2μg/(kg·次),或 IFN-α2b 10 万 ~20 万 IU/(kg·次),1 次 / 日,疗程 3~5 日。

二、利巴韦林

利巴韦林是一类广谱抗病毒药物,属于开环核苷类化合物,也称为病毒唑,对 RNA 和 DNA 病毒均有效,既往在各种病毒性感染疾病的治疗中得到广泛应用。利巴韦林的抗病毒机制尚未完全阐明,一般认为利巴韦林进入被病毒感染的细胞后迅速磷酸化,其产物与三磷酸腺苷、三磷酸鸟苷竞争性结合病毒 RNA 聚合酶,从而抑制病毒复制。

Li 等在 2008 年首先报道利巴韦林能够抑制 EV-A71 病毒复制,在体内外均发挥抗 EV-A71 感染的作用:一方面是显著降低 EV-A71 感染细胞中的病毒滴度,另一方面是显著减少 EV-A71 感染小鼠脑、脑干和脊髓中的病毒载量,从而有效降低小鼠急性感染期间的死亡率和发病率以及感染后的后遗症发生率,或减轻后遗症的症状。然而近年来,利巴韦林抗 EV-A71 感染的研究结果并不完全一致。Zhang 等发现利巴韦林并不能降低 EV-A71 感染的一日龄幼鼠的死亡率和发病率。Pourianfar 等的研究还显示利巴韦林具有高的细胞毒作用。Tan 等的研究则显示某些 EV-A71 病毒株对利巴韦林耐受。以上研究结果表明,对于不同的 EV-A71 病毒株或是不同类型的受感染细胞,利巴韦林的抗病毒效果并不完全一致。

WHO 和美国 FDA 均严格限制利巴韦林在儿童患者身上的使用。在 WHO《儿童基本药物清单》中,利巴韦林仅用于治疗病毒性出血热。在美国,利巴韦林仅有雾化吸入和口服两种剂型,其中雾化剂型仅批准用于治疗呼吸道合胞病毒引起的重度下呼吸道感染,并且仅在实验室确诊为呼吸道合胞病毒感染的情况下才能使用,而口服剂型仅批准与干扰素联合使用治疗慢性丙型肝炎。我国 CFDA 亦对利巴韦林的生殖毒性和溶血性贫血毒性给予了特别药物安全警示。据报道,我国儿童临床应用利巴韦林存在过度使用的不合理现象,产生的不良反应复杂多样,累及神经系统、血液系统、呼吸系统、消化系统等多个系统。鉴于利巴韦林的不良反应较多,不常规推荐利巴韦林治疗儿童手足口病。在无其他药物可替代的情况下,可酌情使用。利巴韦林:10~15mg/(kg·d),分 2 次静脉滴注,疗程 3~5 天,使用过程中要密切关注其不良反应和生殖毒性。

三、其他抗病毒药物

目前国内亦有阿昔洛韦、喷昔洛韦、更昔洛韦、泛昔洛韦、单磷酸阿糖腺苷等,核苷类抗病毒药物,其作用机制是基于代谢拮抗的原理,即化学结构中的羟基在体内发生磷酸化转变成三磷酸酯并掺入到病毒 DNA 中,使病毒的 DNA 合成中断。此类药物是抗 DNA 病毒药,对包括肠道病毒在内的 RNA 病毒无效,因此,不应使用阿昔洛韦、更昔洛韦、单磷酸阿糖腺苷等药物治疗手足口病。

临床中也有医生尝试使用其他抗病毒药辅助治疗手足口病,如抗流感病毒药物奥司他韦。奥司他韦是一种口服神经氨酸酶抑制剂,通过抑制流感病毒包膜上的神经氨酸酶,阻断病毒颗粒从宿主细胞表面脱落,从而阻止子代病毒颗粒在体内的复制和释放,仅用于治疗甲型流感和乙型流感。由于手足口病和流感的致病病毒不同,因此不应使用奥司他韦治疗手足口病。

四、抗 EV-A71 病毒药物的研究进展

EV-A71 属于小 RNA 病毒科肠道病毒属,是单股正链 RNA 病毒。近年来,EV-A71 病毒的流行多与手足口病的暴发相关。EV-A71 引起的神经系统并发症较其他肠道病毒多见且病情严重,已经成为能引起流行性瘫痪的非脊髓灰质炎病的病原体。迄今为止尚无特效的抗 EV-A71 药物。随着对 EV-A71 感染的重视和研究的深入,针对 EV-A71 病毒复制周期不同靶点的抗病毒药物已成为当下研究的热点之一。

与其他病毒类似,EV-A71 增殖周期可以划分为如下步骤:病毒附着、穿

入、脱壳、多聚蛋白翻译和切割、病毒RNA复制、装配和释放,这些关键步骤均可以作为抗EV-A71药物的有效靶点。

(1)抗病毒吸附与穿入的分子诱饵和受体阻断剂:病毒感染宿主细胞的第一步就是与细胞表面的吸附受体结合,吸附于细胞表面。对吸附受体的识别与结合决定了病毒的宿主范围和组织嗜性。EV-A71的吸附受体是硫酸乙酰肝素和唾液酸多糖。EV-A71吸附于细胞表面之后,介导病毒进入细胞内部的受体包括清道夫受体B2(SCARB2)和P选择素糖蛋白配体1(PSGL-1),其中SCARB2在所有类型的细胞上均有表达,是EV-A71的主要穿入受体,而PSGL-1仅存在于中性粒细胞和白细胞。

受体的可溶性形式可作为分子诱饵捕获EV-A71,从而抑制EV-A71对宿主细胞的感染。研究显示,可溶性的SCARB2、PSGL-1、唾液酸、肝素或肝素类似物在体外均具有抗EV-A71感染的作用。高度硫酸化的苏拉明及其类似物NF449、含硫多糖κ-角叉菜胶亦显示出抗EV-A71感染的活性。这些可溶性分子诱饵的作用机制可能是破坏了EV-A71衣壳结构的完整性或者是形成了EV-A71与受体相互作用的空间位阻。

直接阻断受体也是一种抗EV-A71病毒的策略,如抗SCARB2抗体、抗PSGL-1受体、乳铁蛋白、SP40多肽等。SP40多肽是一种抗硫酸乙酰肝素多肽,它源自EV-A71的衣壳蛋白VP1,通过阻断细胞表面的硫酸乙酰肝素对多种EV-A71病毒株均有抗病毒活性。

在EV-A71滴度较高的情况下,这些分子诱饵和受体阻断剂都不能有效地抑制感染,这可能与EV-A71存在多种细胞受体有关。

(2)病毒脱壳抑制剂:EV-A71病毒的衣壳由四种衣壳蛋白VP1、VP2、VP3和VP4构成,VP4包埋在病毒颗粒内部,抗原决定簇一般在VP1、VP2和VP3。EV-A71穿入宿主细胞内部后首先引发一系列的构象改变,导致A粒子的形成,紧接着再引发病毒RNA从A粒子的释放,只留下一个空的病毒衣壳。脱壳抑制剂的作用机制在于与VP1疏水口袋紧密结合,稳定衣壳结构,从而阻断病毒脱衣壳。

这类脱衣壳抑制剂的代表药物是普拉康纳利(Pleconaril),通过与病毒的蛋白衣壳结合而干扰病毒吸附和脱壳,是一种广谱的抗微小核糖核酸病毒药物。其肟醚衍生物和咪唑啉酮衍生物也具有广谱的抗微小核糖核酸病毒的效果,这些化合物包括WIN51711及其一系列衍生物BPROZ-194、BPROZ-101、BPROZ-033、BW683C、BTA39/BTA188等。值得注意的是,当VP1蛋白发生突变时,EV-A71会对此类药物产生抗药性。

(3)RNA转录抑制剂:RNA干扰技术是一种有效的抗病毒治疗手段,干扰小RNA(siRNA)和短发夹RNA(shRNA)在感染的早期阶段能有效地抑制病毒复制,阻断病毒感染。其他药物如奎纳克林、金刚烷胺等也能抑制病毒RNA转录。

(4) 蛋白酶抑制剂:EV-A71基因组只有一个开放阅读框架,该阅读框架编码多聚蛋白,并进一步水解为P1、P2和P3三个前体蛋白,P1前体蛋白编码VP1~VP4四种衣壳蛋白,P2和P3前体蛋白编码2A(特异蛋白水解酶)、2B(离子孔道蛋白)、2C(重排宿主膜蛋白)、3A(抑制胞内运输)、VPg(5'末端结合蛋白)、3C(特异蛋白水解酶)、3D(RNA依赖的RNA聚合酶)等7个非结构蛋白。在EV-A71感染宿主细胞的过程中,将多聚蛋白剪切为不同的病毒蛋白是关键步骤,剪切后的蛋白为病毒复制和包装所需。因此,参与多聚蛋白处理过程以及病毒复制和包装的蛋白酶是抗EV-A71病毒药物极具吸引力的靶标。

这类药物包括:①2A蛋白酶抑制剂:LVLQTM多肽;②3C蛋白酶抑制剂:芦平曲韦(Rupintrivir)及其衍生物Compound 10b、Fisetin、Rutin;③2B蛋白酶抑制剂:DIDS;④2C蛋白酶抑制剂:Metrifudil;⑤3A蛋白酶抑制剂:恩韦肟(Enviroxime)、恩韦肟类似物GW5074、AN-12-H5、TTP-8307;⑥3D蛋白酶抑制剂:Dtrip-22等。

以上这些抗EV-A71药物的研究多处于实验室研究的初级阶段,大多还需进一步的体内试验和临床验证,离临床上实际应用还需要较长时间。

第三节 重症患者治疗

一、一般治疗

注意隔离,避免交叉感染;清淡饮食,做好口腔和皮肤护理;药物及物理降温退热;保持患儿安静;惊厥病例使用地西泮、咪达唑仑、苯巴比妥等抗惊厥;吸氧,保持气道通畅;注意营养支持,维持水、电解质平衡。

二、液体疗法

EV-A71感染重症病例可出现脑水肿、肺水肿及心功能衰竭,应适当控制液体入量。

在脱水降颅压的同时限制液体摄入,给予生理需要量60~80ml/(kg·d)(脱水剂不计算在内),建议匀速给予,即2.5~3.3ml/(kg·h)。注意维持血压稳定。

第4期休克病例在应用血管活性药物同时,予生理盐水5~10ml/(kg·次),进行液体复苏,15~30分钟内输入,此后可酌情补液,避免短期内大量扩容。仍不能纠正者给予胶体液(如白蛋白或血浆)输注。

有条件的医疗机构可采用中心静脉压(CVP)、有创动脉血压(ABP)、脉搏指数连续心输出量(PICCO)监测指导补液。

三、降颅压

应在严密监测下使用脱水药物。无低血压和循环障碍的脑炎及肺水肿患者,液体管理以脱水剂和限制液体为主;如患者出现休克和循环衰竭,应在纠正休克、补充循环血量的前提下使用脱水药物。常用脱水药物包括:

1. 高渗脱水剂 常用的高渗利尿剂包括两种:

第一种:20%甘露醇0.25~1.0g/(kg·次),每4~8小时1次,20~30分钟快速静脉注射,静脉注射10分钟后即可发挥脱水作用,作用可维持3~6小时。严重颅内高压或脑疝时,可加大剂量至1.5~2g/(kg·次),2~4小时1次。

第二种:高渗盐水(3%氯化钠):首剂6ml/(kg·次),可将血清钠提高5mmol/L,可每小时重复使用该剂量,直至血清钠水平不超过155mmol/L;可继之持续静脉输注3%氯化钠0.5~1.5ml/(kg·h),维持血浆渗透压<360mmol/L。

2. 利尿剂 合并有心功能障碍者,可先注射呋塞米1~2mg/kg,进行评估后再确定使用脱水药物和其他救治措施(如气管插管使用呼吸机)。

四、血管活性药物

1. 第3期 手足口病患者的儿茶酚胺分泌存在异常。有研究发现,合并自主神经系统功能失调的手足口病患者其血浆NE和EP水平显著升高,体外实验发现NE和EP可以增加EV71感染细胞和病毒滴度。在手足口病的不同分期,血管活性药物的选择与应用方法不同。第3期血流动力学常是高动力高阻力,表现为皮肤花纹、四肢发凉,但并非真正休克状态,以使用扩血管药物为主。常用米力农注射液:在发生心肺功能不全者2~6小时内静脉输注,负荷量50~75μg/kg,15分钟输注完毕;维持量从0.25μg/(kg·min)起始,根据病情逐步调整剂量,最大可达1μg/(kg·min),持续输注72小时,可以根据病情同时使用多巴胺或多巴酚丁胺。血压高者应将血压控制在该年龄段严重高血压值以下及正常血压以上(具体血压值见表2-9-1),可用酚妥拉明1~20μg/(kg·min),或硝普钠0.5~5μg/(kg·min),一般由小剂量开始逐渐增加剂量,逐渐调整至合适剂量,期间密切监测血压等生命体征。

2. 第4期 治疗同第3期。如血压下降,低于同年龄正常下限,停用血管扩张剂,可使用正性肌力及升压药物。可给予多巴胺5~20μg/(kg·min)、多巴酚丁胺2.5~20μg/(kg·min)、肾上腺素0.05~2μg/(kg·min)、去甲肾上腺素0.05~2μg/(kg·min)等。儿茶酚胺类药物应从低剂量开始,以能维持接近正常血压的最小剂量为佳。

表 2-9-1　儿童(≤5 岁)严重高血压参考值

性别	年龄	收缩压(mmHg)	舒张压(mmHg)
女	~3 岁	≥110	≥72
	~4 岁	≥112	≥73
	~5 岁	≥114	≥76
男	~3 岁	≥112	≥73
	~4 岁	≥114	≥74
	~5 岁	≥117	≥77

以上药物无效者,可试用以下药物,左西孟旦:起始以 6~12μg/kg 负荷剂量静注 10 分钟,而后以 0.1μg/(kg·min)维持静脉滴注,可根据病情调整速度至 0.2~0.5μg/(kg·min);血管加压素:每 4 小时静脉缓慢注射 20μg/kg,用药时间视血流动力学改善情况而定。

五、静脉丙种球蛋白

不推荐常规大剂量应用丙种球蛋白(IVIG)。基于文献报道和多数临床专家经验,第 2 期不建议常规使用 IVIG,有脑脊髓炎和高热等中毒症状严重的病例方考虑使用。第 3 期应用 IVIG 可能起到一定的阻断病情作用。临床研究发现,EV71 脑干脑炎患儿的血浆 INF-γ、IL-1、IL-6、IL-10、IL-13 等水平显著升高,注射 IVIG 后,可使 EV71 感染后肺水肿患儿的血浆 INF-γ、IL-6、IL-8、IL-10、IL-13 水平显著降低,ANS 失调患儿的 IL-6 和 IL-8 水平也显著降低,上述炎性因子在肺水肿的发生中起重要作用,因此,IVIG 可能对 EV71 感染相关的脑干脑炎有效。建议应用指征为:精神萎靡、肢体抖动频繁;急性肢体麻痹;安静状态下呼吸频率超过30~40 次 / 分(按年龄);出冷汗、四肢发凉、皮肤花纹,心率增快 >140~150 次 / 分(按年龄),可按照 1.0g/(kg·d)(连续应用 2 天)治疗。第 4 期使用 IVIG 的疗效有限。

六、糖皮质激素

不推荐常规大剂量应用糖皮质激素。研究发现,伴中枢神经系统并发症的手足口病患者存在细胞因子和趋化因子表达失调。重症及危重症 EV-A71 感染患儿中,肾上腺皮质功能不全发生率较高。糖皮质激素有助于抑制炎症反应,但对于炎性因子的调节作用并不确切;糖皮质激素还可降低微血管通透性,稳定细胞膜并恢复钠泵功能,防止或减弱自由基引起的脂质过氧化反应,同时补充外源性皮质激素实现替代作用。

第 2 期一般不主张使用糖皮质激素。第 3 期和第 4 期可酌情给予糖皮质激素治疗。可选用甲基泼尼松龙 1~2mg/(kg·d),氢化可的松 3~5mg/(kg·d),地塞米松 0.2~0.5mg/(kg·d)。病情稳定后,尽早停用。

七、机械通气

(一) 机械通气时机

重症手足口病可因以下原因发生急性呼吸功能不全：

1. 脑干脑炎引起中枢性呼吸功能障碍。

2. 发生急性心力衰竭、肺出血和肺水肿等导致周围性呼吸衰竭。

3. 中枢性呼吸衰竭和周围性呼吸衰竭同时存在。

合适、早期气管插管应用呼吸机是重症 EV-A71 感染重要的抢救措施。机械通气，尤其是合适的 PEEP 对减少肺部渗出、阻止肺水肿及肺出血发展、改善通气和提高血氧饱和度非常关键。

(二) 机械通气指征

出现以下表现之一者，可予气管插管机械通气：

1. 呼吸急促、减慢或节律改变。

2. 气道分泌物呈淡红色或血性。

3. 短期内肺部出现湿性啰音。

4. 胸部 X 线检查提示肺部明显渗出性病变。

5. 脉搏血氧饱和度(SpO_2)或动脉血氧分压(PaO_2)下降。

6. 面色苍白、发绀、皮温低、皮肤发花、血压下降。

7. 频繁抽搐或昏迷。

(三) 机械通气模式

常用压力控制通气，也可选用其他模式。有气漏或顽固性低氧血症者可考虑使用高频通气(high frequency ventilation, HFV)。

(四) 机械通气参数调节

1. 目标 维持 PaO_2 在 60~80mmHg(1mmHg=0.133kPa)，动脉血氧饱和度92%~97%，控制肺水肿和肺出血。

2. 对于出现肺水肿或肺出血者或仅有中枢性呼吸衰竭者，按照机械通气呼吸机初调参数表(见表2-9-2)进行调节。

表 2-9-2　机械通气治疗时呼吸机初调参数

类别	吸入氧浓度 (FiO_2)	气道峰压 (PIP)	呼气末正压 (PEEP)	呼吸频率 (f)	潮气量 (Vt)
肺水肿或肺出血者	60%~100%	20~30cm H_2O (含 PEEP)	8~12cm H_2O	20~40 次 / 分	6~8ml/kg
仅有中枢性呼吸衰竭者	21%~40%	15~20cm H_2O (含 PEEP)	4~5cm H_2O	20~40 次 / 分	6~8ml/kg

若肺出血未控制或血氧未改善,可每次增加 PEEP $1\sim2$ cmH$_2$O,一般不超过 20cmH$_2$O,注意同时调节 PIP,以保证正常氧合水平。肺水肿及出血控制后,逐步下调呼吸机参数。

3. 机械通气管理

(1) 镇痛与镇静:气管插管前需要进行充分的镇静、镇痛处理。药物包括:咪达唑仑静脉泵注,$0.1\sim0.3$ mg/(kg·h);芬太尼静脉注射,$1\sim2$ μg/kg,注射时间 >60 秒;芬太尼静脉维持泵注:$l\sim4$ μg/(kg·h)。

(2) 机械通气过程中避免频繁、长时间吸痰造成气道压力降低,要保持气道通畅,防止血凝块堵塞气管导管。

(五) 撤机指征

1. 自主呼吸恢复正常,咳嗽反射良好。

2. 氧合指数(PaO$_2$/FiO$_2$)≥200mmHg,PEEP<10cmH$_2$O 时,开始做撤机评估。

3. 血气分析好转,胸片肺部渗出与肺水肿好转。

4. 意识状态好转。

5. 循环稳定。

八、其他

(一) 血液净化

危重症患儿有条件时可以开展床旁血液净化治疗。目前尚无具体推荐建议。血液净化辅助治疗重症 EV-A71 感染原理基于“儿茶酚胺风暴”和全身性炎症反应机制。同时,重症 EV-A71 感染抢救中,各种治疗用药和器官功能受损容易导致液体平衡管理困难。

血液净化治疗重症 EV-A71 感染的主要目的:

1. 协助液体平衡管理,保持适当的负平衡液体治疗或液体超载 <10%。其中液体超载量计算方法是:(实时体重 – 入院体重)/ 入院体重 ×100%。

2. 协助治疗急性肾损伤或其他器官受损。

3. 清除代谢毒性产物,包括血管活性物质(如肾素、血管紧张素Ⅱ、醛固酮等)、炎症细胞因子等。

4. 协助高热降温等。

血液净化适用于重症 EV-A71 感染心肺衰竭前期(第 3 期)和心肺衰竭期(第 4 期)患儿,特别适合合并高血压(一般收缩压 >140mmHg)、心率明显增快(>180 次 / 分)、血乳酸增高(>2.0mmol/L)和高热(>39℃)患者。血液净化模式包括连续性静 - 静脉血液滤过(CVVH)、连续性静 - 静脉血液透析滤过(CVVHDF)。合并多器官功能障碍综合征(MODS)时可选择 CVVH/CVVHDF+

血浆置换(PE)等组合/杂合模式。

儿童的循环血容量较成人少,体外循环回路(管路+滤器)中的容量不应超过患儿血容量的10%,以减少血流动力学的波动。血液滤过预充液的选择应根据患儿体重、病情和体外循环回路的容量决定,如体重<3kg或体外循环回路容量大于患儿血容量的10%(8ml/kg),用全血预充;体重在3~15kg,多选择白蛋白、血浆等胶体液或全血预充;体重不低于15kg,则可选用生理盐水或白蛋白、新鲜冰冻血浆预充。

(二)体外生命支持(extracorporeal life support,ECLS)

ECLS的基本原理是通过将静脉血引流至体外,经过氧气氧合后,再回输到患者动脉或静脉,部分或全部替代心脏、肺脏功能,以争取心脏及肺部病变获得救治和功能恢复的机会。ECLS治疗重症EV-A71感染经验较少,可供选择的方法包括体外膜氧合(ECMO)、体外左心支持(ECLVS)或ECMO+左心减压(LV vent)。ECMO有两种基本模式,即静脉-动脉ECMO(VA-ECMO)和静脉-静脉ECMO(VV-ECMO),前者主要用于心力衰竭或心肺衰竭支持,后者主要用于肺衰竭的挽救性治疗。ECLS适用于EV-A71感染重症病例合并严重心肺衰竭患者,其中ECMO+左心减压适用于合并严重肺水肿和左心衰竭的重症患者。

1. ECMO指征 目前尚无EV-A71感染ECLS公认的适应证,可供参考的ECMO指征如下:

(1)严重心功能衰竭[EF<35%;心排指数(CI)<2.0L/(min·m^2)],使用正性肌力药物和血管活性药物不能稳定循环;

(2)心脏停搏,心肺复苏20分钟以上不能恢复自主循环;

(3)严重低氧血症(PaO$_2$/FiO$_2$<80~100mmHg),高呼气末正压通气(PEEP)(通常>15cmH$_2$O)情况下的潜在可逆性呼吸衰竭;

(4)严重低氧血症合并失代偿性酸中毒(pH<7.15);

(5)机械通气时高吸气末平台压(>35~45cmH$_2$O)。

2. ECMO治疗禁忌证

(1)严重脑功能障碍或衰竭;

(2)已发展至不可逆性心肺功能衰竭;

(3)合并原发性免疫功能障碍、肿瘤、白血病等;

(4)经补充血小板或凝血因子仍不能纠正的严重出血患者。

3. ECMO撤离条件

(1)心脏支持条件下,逐步停用正性肌力药物,恢复正常窦性心率,血压恢复正常水平,CI达到4.0L/(min·m^2)以上,EF达50%以上,血乳酸降至2.0mmol/L以下;逐步降低ECMO氧供气流直至停止,血流量降至10~15ml/

（kg·min），若患者的心肺功能维持在可以接受的范围,撤离 ECMO。

（2）呼吸支持时,当 ECMO 血流降至 10~15ml/（kg·min）且呼吸机参数（呼吸频率、PEEP、FiO_2 等）设定于撤离 ECMO 后能接受的水平,开始尝试关闭膜氧合器气流,若氧合稳定于正常范围,复查血气分析正常,考虑撤离。

（三）神经系统保护治疗

根据患者病情尽早合理应用注射用鼠神经生长因子、神经节苷脂等神经保护药物,可促进神经系统损伤的恢复,改善患者预后。鼠神经生长因子推荐剂量:18μg/ 次,肌肉注射,1 次 / 天,连用 28 天。

第四节　中医辨证论治

手足口病是由多种肠道病毒引起的常见丙类传染病,以婴幼儿发病为主。目前尚未发现中医古代文献中有对本病的专门记载,但在宋代《小儿药证直诀》中载有"故疮疹之状,皆五脏之液"。"其疮出有五名,肝为水,以泪出如水,其色青小","肺为脓,如涕稠浊,色白而大","脾为疹,小次斑疮,其主裹血,故赤色黄浅也。涕、泪出多,故脓、水皆大。血营于内,所出不多,故斑疹皆小也。病者,涕泪俱少,譬疱中容水,水去则瘦故也"。此对水疱发生过程的描述,基本概括了本病的疱疹特点。清代温病学家又将皮疹类症象列为温病的重要内容,叶天士指出"斑疹皆是邪气外露之象",余师愚认为斑疹皆出阳明,重用石膏清热。根据疾病临床特点,目前国内学者多数认为本病与中医"时疫"、"春温"、"温病"、"湿热温"等病症类似,总体属于"温病"范畴,多见水疱疹即为湿热证,临床传变方面具有"卫气营血"演变规律的特点。

中医药治疗手足口病有多年的历史,近 30 年来在继承传统中医治疗温病经验的基础上有了较好的进展,目前对于手足口病普通型患儿而言,中医药治疗在退热、减轻咽部疼痛、促进皮疹消退、恢复食欲、缩短病程等方面有一定疗效。对重症、极危重症等,中医药在针对疾病的某个环节或过程发挥积极作用,早期采用中西医结合的方法可降低手足口病危重症的发生,针对恢复期存留症状的治疗,可促进身体功能康复,中医的药物、穴位按摩都能发挥积极的作用。

一、病因病机

病因病机方面主要有:外因治病说、内外因共同作用说。

(一)由外感实时邪疫毒而致病(外因致病说)

中医学认为本病多为春季或春夏之交感受时行疫毒而致。春季风本当令,气候温暖多风,阳气升发,婴幼儿形体未充,素禀不足之人,或因起居不慎,接触污物、饮食不洁,或毒邪从口鼻而入,皆可感受时行疫毒,此疫毒性属湿热。疫毒侵入首先犯肺,肺主气属卫,与皮毛相合,卫气敷布于皮毛,邪正相争,因而病变初起可多有发热。脾主肌肉、四肢,开窍于口,风湿热邪毒蕴结于脾,上熏于口或外发四肢,则见手、足、口腔疱疹布露。病位主要在肺、脾二脏。

(二)内外因共同作用说

本病多因内蕴湿热,外受时邪疫毒,留于肺、脾、心三经而成。小儿心脾素有湿热内蕴,复感时邪疫毒,由口鼻而入,口鼻为肺之呼吸通路,肺主皮毛,故初期邪毒犯肺,则现发热等肺失清肃的症状。舌为心之苗,足太阴脾经上行挟咽,连舌本,散舌下。邪毒寻经上犯则见口舌疱疹,脾主四肢,开窍于口,邪透肌表,故疹发手足肛周。

尽管手足口病的病因病机古今有不同认识或表述有别,但目前大多数中医学者基本认为手足口病的病因为外感时邪疫毒,内伤湿热蕴结,心火炽盛;其基本病机为外感时邪疫毒,卫表被遏,肺气失宣,证见发热、疲软、不思饮食或恶心、呕吐等,由于小儿常有食积,素体湿热内蕴、稚阳之身常心经火盛,内外湿热互结,心经之火上蒸于口舌,脾胃主四肢而见湿热熏蒸于手足,则发为疱疹。

重型者邪毒炽盛,湿热生风,入肝,肝主经筋,而表现为高热、易惊、肌肉瞤动、瘛疭,甚则内陷厥阴心经,致神昏、厥、脱等危急重症,甚至导致死亡,中医认为病位涉及在肺、脾、心、肝四脏。中医的五脏与现代医学五脏不同,如"肺"指呼吸系统的器官与功能,"脾"指消化系统器官与功能,"心"指心血管及部分神经系统功能,有心主神明之说,所以常有清心安神。抽搐被认为是"肝风内动",经筋失养,热极生风、湿热生风、常用清热熄肝风治则,是古人对疾病特征与五脏对应的一种分类,建立在辨证基础上,治则方药自成规律。现代医学建立在解剖学基础上,把精神、神经病症都归类到神经系统,表述各异,殊途同归。

二、分期辨证分型

根据手足口病临床病情轻重不同,分为出疹期、风动期、喘脱期、恢复期等进行辨证论治。

(一)出疹期 湿热蕴毒,郁结脾肺证

(1)症状:手、足、口、臀部等部位出现斑丘疹、丘疹、疱疹,伴有发热或无

发热,倦怠,流涎,咽痛,纳差,便秘。甚者可出现大疱、手指脱甲。

(2) 舌象脉象指纹:舌质淡红或红,苔腻,脉数,指纹红紫。

小儿指纹诊法始见于唐代,又称望小儿食指络脉,适宜观察 3 岁以内小儿食指掌侧前缘部的浅表络脉形色变化以诊察病情的方法。从近到远端按指节分为三关:风关、气关、命关,若指纹达于命关,是邪入脏腑,病情严重,是对婴幼儿病情进展、轻重判断的一种简便方法,可供参考。

(3) 治法:清热解毒,化湿透邪。

(4) 基本方:甘露消毒丹。

(5) 常用药物:黄芩、茵陈、连翘、金银花、藿香、滑石、牛蒡子、白茅根、薄荷、射干。

(6) 用法:口服,每日 1 剂,水煎 100~150ml,分 3~4 次口服。

(7) 加减:持续发热、烦躁、口臭、口渴、大便秘结者,加生石膏、酒大黄、大青叶。

(8) 中药灌肠方:持续发热或有便秘、腹胀者口服制剂疗效不明显者可选用中药:藿香、败酱草、酒大黄等,根据患儿的年龄、体重等酌定药物用量,煎煮取汁 50~100ml,日 1 剂灌肠用,抵达高位结肠,尽量保留片刻,需注意幼儿肠腑娇嫩,避免造成损伤。

(9) 中成药:根据临床病情和治疗需求,可选用具有清热解毒、化湿透疹功效且有治疗手足口病临床研究报道的药物的一种进行口服,具有相似功能的中成药很多,避免重复用药,如:金莲清热泡腾片、抗病毒口服液、金振口服液、蓝芩口服液、小儿豉翘清热颗粒、黄栀花口服液、蒲地蓝消炎口服液等,用法用量请参照说明书使用。

(二) 风动期 毒热内壅,肝热惊风证

(1) 症状:高热,易惊,肌肉瞤动,瘛疭,或抽搐,或肢体痿软无力,呕吐,嗜睡,甚则昏矇、昏迷。

(2) 舌象脉象指纹:舌暗红或红绛,苔黄腻或黄燥,脉弦细数,指纹紫滞。

(3) 治法:解毒清热,息风定惊。

(4) 基本方:清瘟败毒饮合羚角钩藤汤。

(5) 常用药物:生石膏、水牛角、金银花、连翘、生大黄、黄连、丹皮、紫草、生地、钩藤、羚羊角粉。

(6) 加减:高热持续,伴有神昏者加用安宫牛黄丸,伴有便秘者加用紫雪散。

(7) 用法:口服,每日 1 剂,水煎 100~150ml,分 3~4 次口服。

(8) 中药灌肠方或中药直肠滴入治疗:酒大黄、生石膏、黄连等,根据患儿的年龄、体重等酌定药物用量,煎煮取汁 50~100ml,日 1 剂灌肠用。适用于口服或静脉治疗临床效果不佳且伴有高热、便秘、易惊、抽动等临床辨证为动风表现的患儿。

(9)中成药:对不便服用中药饮片或复方颗粒剂者或临床疗效不佳时,可根据患者病情酌情选择热毒宁注射液、醒脑静注射液、喜炎平注射液、痰热清注射液等中药静脉注射剂之一进行治疗,治疗剂量和使用方法参照相关药品说明书,治疗过程中应关注其不良反应。

多种药液连续使用期间须用适量生理盐水或 5% 葡萄糖水冲管间隔使用或遵守药物使用说明书。

(三)喘脱期 邪闭心肺,气虚阳脱证

(1)症状:壮热,喘促,神昏,手足厥冷,大汗淋漓,面色苍白,口唇发绀。

(2)舌象脉象指纹:舌质紫暗,脉细数或沉迟,或脉微欲绝,指纹紫暗。

(3)治法:固脱开窍,清热解毒。

(4)基本方:参附汤、生脉散合安宫牛黄丸。

(5)常用药物:人参、制附片、麦冬、山萸肉、人工牛黄、羚羊角粉、炒栀子、黄连、天竺黄、石菖蒲、郁金。

(6)用法:口服,每日 1 剂,水煎 100~150ml,分 3~4 次口服。口服困难者,可以使用鼻饲。

(7)中成药:可酌情选用参附注射液、醒脑静注射液等,治疗剂量和使用方法参照相关药品说明书。

(四)恢复期 气阴不足,络脉不畅证

(1)症状:乏力,纳差,或伴肢体痿软,或肢体麻木。

(2)舌象脉象指纹:舌淡红,苔薄腻,脉细,指纹色淡或青紫。

(3)治法:益气通络,养阴健脾。

(4)基本方:生脉散合七味白术散。

(5)常用药物:党参、五味子、麦冬、白术、茯苓、玉竹、藿香、木香、葛根。

(6)用法:每日 1 剂,水煎分 3~4 次口服。

(7)中成药:生脉口服液 用法:生脉口服液(口服液,10ml/ 支),口服:1~3岁,5ml/ 次,>3~6 岁,10ml/ 次,>6~8 岁,10~20/ 次,每日 1 次。疗程 5 日。

(8)针灸、推拿、按摩:适用于患儿出现肢体萎软无力,或行走不利为主要表现者。

注:处方药物具体剂量应根据患儿年龄规范使用,只适用于病症的治疗,不适用于疾病的预防。

第五节　护理与康复治疗

一、轻症家庭护理

(一) 发热护理

手足口病患儿一般为低热或中度发热,无需特殊处理,可多喂水或采用冷敷、冰袋、温水擦浴等物理降温措施。对体温持续超过 38.5℃的患儿在物理降温的同时服用药物降温,应遵医嘱服用布洛芬混悬液、对乙酰氨基酚等退热药,防止小儿高热惊厥。

(二) 皮肤护理

手足口病患儿常在手、足、肛周部位出现斑丘疹、疱疹,疱疹内液体较少,通常在 1 周内消退。要保持皮肤清洁。患儿宜穿宽松、柔软的棉质衣裤,勤更换。由于皮疹、疱疹可能引起皮肤瘙痒,嘱患儿不要抓挠,为患儿修剪指甲,防止抓破皮肤而引起感染。对于手足处疱疹出现破溃的患儿,可用络合碘消毒,敞开伤口,严禁用软膏类外用药涂抹伤口,防止伤口被裹住导致化脓,继发感染。臀部有皮疹的患儿,应随时清理患儿的大小便,保持臀部清洁、干燥。

(三) 口腔和饮食护理

手足口病患儿的口腔黏膜疱疹易破溃,破溃后形成溃疡并疼痛,进食时尤甚。患儿因口腔疼痛而拒食、流涎、哭闹,继发细菌感染时还可出现发热。要保持患儿口腔清洁,减少继发细菌感染,促进溃疡面愈合。饭前饭后用温开水漱口,对不会漱口的患儿可以用棉签蘸温开水轻轻地清洁口腔。也可用干扰素 -α2b 喷雾剂喷入口腔患处,在进行局部抗病毒治疗的同时可以缓解疼痛,促进创面愈合,有助于改善食欲,缩短病程。口腔护理操作时手法轻柔,避免刺激会咽部,以免引起恶心,导致患儿拒绝口腔护理。予患儿高蛋白质、高维生素、营养丰富、清淡、易消化、无刺激性的流质或半流质饮食,如烂面条、牛奶、鸡蛋羹等,食物宜温凉,不宜过热,以减轻患儿的疼痛感。

(四) 消毒隔离

手足口病为婴幼儿常见的病毒性传染病,传染性强,传播快,家长应做好婴幼儿卫生保健,做到饭前便后勤洗手,玩具餐具要定时消毒。采用含氯消毒剂擦拭或浸泡消毒,不宜浸泡的物品可放在日光下曝晒,操作过程中注意安全并请远离儿童。对患儿的粪便、呕吐物及其容器等用含氯消毒剂按比例配制后进行消毒,然后倾倒。一旦确诊,要注意隔离,2 周内家长勿送患儿上幼儿园或到公共场所,以免造成暴发流行。

(五)居家观察

由于手足口病可能导致一些严重的并发症,居家隔离的患儿自出现临床症状后7天内要特别注意观察,如出现以下情况应迅速送往医院就医,避免病情恶化。

1. 嗜睡、意识不清、活力不佳、手脚无力　除了一直想睡外,患儿显得意识模糊、眼神呆滞或疲倦无力,由原来的活泼好动变得安静不想动。由于发热本身会影响小孩活力,注意判断该症状应以体温正常时的精神活力为准。

2. 肌肉抽筋、易惊吓　通常是在睡眠中出现被惊吓或突然间全身肌肉收缩,随着病情变重,在清醒时也会出现。另外,患儿可能因肌肉抽筋症状而无法入眠。

3. 持续呕吐　呕吐是颅压升高的表现之一,呕吐次数愈多愈要注意,尤其是伴有嗜睡、活力下降或只有呕吐而无腹痛、腹泻等胃肠炎症状时,须特别注意。

4. 呼吸急促或心率加快　患儿安静且体温正常时,呼吸每分钟在60次以上,每分钟心率在120次以上。

二、重症监护

(一)消毒隔离

做好消毒隔离,防止疾病传播,这是防治手足口病工作的重中之重。EV-A71对紫外线、干燥敏感,但应注意酒精不能将EV-A71灭活。病房空气保持相对干燥,用紫外线循环风定时消毒,每日用含氯消毒液拖地、擦拭床头柜、门把手、水龙头等多人接触的地方。医护人员在诊疗、护理每位患儿前后均要认真洗手或使用快速手消毒剂,可在每例患儿的床边备免洗的消毒液。诊疗、护理患儿过程中所使用的非一次性仪器和物品要用含氯消毒液擦拭,如呼吸机、监护仪、手电筒、听诊器等。患儿用过的玩具、餐具或其他用品用含氯消毒液浸泡或煮沸消毒,不宜蒸煮或浸泡的物品置臭氧仪下消毒。患儿呕吐物及粪便搜集后与含氯消毒液混合、浸泡,然后倒掉。患儿床单送洗衣房单独清洗消毒。患儿及工作人员的生活垃圾均视为医疗废物,由医疗废物处置中心集中处理。住院期间限制探视。出院后严格执行终末消毒,在院曾使用的物品尽量遗弃。因病毒在50℃可迅速被灭活,个人衣物更换后可用50℃以上热水洗涤或熨烫,或用含氯消毒液浸泡后清洗。

解除隔离时间约在症状消失后2周。

（二）心理支持

由于口腔溃疡的疼痛刺激以及陌生的病房环境,患儿容易产生紧张、恐惧心理,情绪不稳定,常表现为哭闹不安,给治疗和护理带来一定的困难。患儿家属对病情发展预后不详,易产生焦虑、恐慌、盲目冲动的情绪。因此,要根据患儿病情、年龄和性格特点以及家长的情况,做好患儿和家长的心理护理。护士在接待患儿时,态度要亲切、热情、和蔼,取得患儿的信任;要根据患儿的心理特点,利用音乐、图画等特殊语言,作为心理支持的辅助措施,从而使患儿放松和愉悦,减轻紧张心理,配合诊疗。为了安抚患儿的情绪,可请相对固定的护士进行连续护理。与此同时,应与患儿亲属尤其是家长建立良好的护患关系,多与患儿家长沟通,耐心解答家长疑问,对家长进行手足口病的知识宣教,讲解预防原则、流行特征、治疗措施、护理要点、疾病预后等内容,并给予一定的心理支持和心理安慰,帮助家长树立信心,从而取得家长的良好配合。

（三）病情观察

重症手足口患儿往往神经系统受累,在神经系统症状出现数小时至数天内,可能出现神经源性肺水肿,病死率极高。护理人员要加强对重症手足口患儿的病情观察,增加护理巡视频率,做到及早地发现危重症病例,及时处理,挽救生命,提高预后质量。护理人员应重点观察患儿的神经系统症状和体征、面色变化和末梢循环状态,加强体温、心率、呼吸、血压和血糖的监测,及时将发现的病情加重情况报告给主管医生协助做好各项辅助检查,做好相关并发症的护理。

（四）并发症的护理

1. 高热护理 高热可引起脑组织代谢增加,加重脑缺氧。中枢性发热常常体温升高幅度大,表现为高热或超高热,不易控制,处理以物理降温为主,配合口服布洛芬混悬液等退烧药。对持续高热或超高热者,给予冰毯机降温,并配合应用冬眠疗法。每 2 小时监测体温 1 次,发热时每 30 分钟 1 次。建议采用快捷方便的耳温仪测定体温。

2. 神经系统护理 重症手足口病病例均有不同程度的神经系统受累症状和体征,表现为烦躁不安或萎靡不振、精神差、头痛、呕吐、易惊、肢体抖动、肌阵挛、抽搐、无力或瘫痪。发现异常应及时报告医生,并配合医生进行腰穿、脑脊液检查、脑电图或 MRI。同时,遵医嘱给予甘露醇、糖皮质激素及丙种球蛋白等药物。

（1）体位管理:取头肩斜坡位,以利于脑静脉回流,促进脑脊液循环,降低颅内压。

（2）用药护理

1)甘露醇:甘露醇应当快速输注,一般在30分钟内完成。因甘露醇对血管的刺激性较大,输液过程中注意观察有无药液渗漏。若发生渗漏,可用硫酸镁湿敷。必要时建立中心静脉通路。用药的过程中对患儿的皮肤弹性、眼窝凹陷程度等进行观察,避免患儿过度脱水。

2)糖皮质激素:严格遵医嘱,精确给药剂量,同时密切观察患儿血糖、血压的变化。

3)丙种球蛋白:输注前测量患儿体温,腋温在37.5℃以下输注。输注前后避免与其他药物混输。输注前15分钟内滴注速度不超过10滴/分,若无不良反应,则逐渐加快速度至15滴/分。全程观察患儿的一般情况和生命体征,如发生不良反应或过敏反应,立即停止输注,并给予相应治疗。

(3)腰穿护理:手足口病并发脑炎的患儿根据临床需要进行脑脊液检查,脑脊液检查的准确性和可靠性更高,对于患儿病情的预判更加充分。腰穿后患儿要仰卧在床上,去掉枕头,仰卧6小时,防止因颅内压降低诱发的头痛。若患儿哭闹,患儿家属可将患儿抱起安慰,但需注意头部需要低于躯干和臀部。患儿腰穿的部位在消毒后使用无菌纱布覆盖,如果发现纱布潮湿或者受到污染,要及时进行更换,更换过程中要观察局部皮肤是否红肿。

(4)对频繁呕吐者可给予患儿侧卧位,保持气道通畅,注意呕吐物的量与性质,同时需进行适当的补液支持治疗。

(5)对抽搐患儿予镇静、止惊处理。

3. 呼吸系统护理 密切观察患儿有无呼吸系统症状,保持呼吸道通畅,清除口腔、气管内分泌物及呕吐物。呼吸困难时适当抬高患儿头肩部,开放气道,给予鼻导管吸氧。早期气管插管机械通气可减轻心肺负担,缓解呼吸困难症状。出现肺水肿和肺出血时,做好常规气道管理,并根据血气、X线胸片结果随时调整参数和插管深浅,同时应适时按需吸痰。吸痰前给予生理盐水超声雾化以稀释痰液,若病情允许可在吸痰前进行翻身、叩背、体位引流,提高吸痰效果。此外,还应避免呼吸机相关性肺炎、呼吸道感染等。

4. 循环系统护理

(1)体位管理:重症患儿应卧床休息,卧床时使上身体位适当抬高,以减轻心脏负荷。

(2)心电监护:所有重症患儿均予以心电监护,注意观察生命体征、意识、尿量、四肢皮肤温度等变化,并做好护理记录。

(3)输液管理:注意控制输液量和输液速度,避免引起医源性心脏负荷增加,导致心力衰竭。

（4）严密观察病情，及时抢救：如有出现面色苍白、四肢发凉、指（趾）发绀、皮肤发花、血压升高或下降、心音低钝、心律不齐等症状，应立即报告医生。如出现心功能不全，给予吸氧，行血气分析，控制液体滴速，遵医嘱使用血管活性药物等，并加强抗病毒、抗感染治疗。

（五）康复护理

重症手足口病患儿神经系统后遗症的发生率较高。婴幼儿脑组织代偿能力强，早期进行肢体康复训练，能够刺激部分脑细胞产生功能代偿，使神经系统尽快建立新的联系。同时，在患病早期肢体功能有着自然恢复的趋势，是肢体康复训练的最佳时期。

急性期嘱患儿卧床休息，肢体置于功能位置，病情稳定时保持肢体处于良好的姿势和体位，然后给予患肢以感觉刺激。采用按摩、推拿、搓、揉、摇等手法，刺激关节运动，刺激本体感觉，以促进肢体血液循环，促进瘫痪肌功能的恢复。随着病情的继续好转，协助患儿用健肢带动患肢在床边站、走等，活动由简到繁，循序渐进地完成，必要时可以将一项复杂的活动拆解成几个简单的活动，逐个完成。在患儿的恢复期应鼓励家属帮助患儿进行康复训练，进行双侧下肢的抵抗运动，从而提高双侧下肢肌力水平。

（六）其他一般护理

各种管道包括输液管道标示要清楚，随时观察各管道连接是否紧密，防止弯曲、打折或脱落，确保各参数正确等。

重症患儿口腔和饮食护理、皮肤护理的要求与轻症患儿类似。意识障碍者暂禁食，逐渐由鼻饲流质过渡到半流质饮食。昏迷患儿要给予定时翻身、叩背，保持全身皮肤清洁干燥，防止压疮、坠积性肺炎等并发症的发生。对因口腔溃疡疼痛拒水、拒食而造成脱水、酸中毒的患儿，遵医嘱给予合理补液，及时纠正水、电解质紊乱和酸碱失衡。患儿卧床休息后肠蠕动减慢，容易发生便秘，应注意保持大便通畅，指导家长多喂水，予腹部按摩促进肠蠕动。

三、康复治疗

合并急性弛缓性麻痹的手足口病重症患儿经抢救成功后可能会留下不同程度的后遗症，如肌无力、肌萎缩等，主要表现为一侧或双侧上肢或下肢瘫痪，影响患儿的生活质量，宜早期采取综合康复治疗。

康复治疗的手段形式多样，包括运动疗法、器械治疗、针刺治疗、电针治疗、按摩、针灸、ADL日常生活能力训练、Rood治疗技术、神经营养药物穴位注射等，严重时还需穿戴足踝矫形器。其原理是通过不同的刺激改善神经和周围组织的血液循环和营养代谢，提高局部神经肌肉兴奋性和生物电活性，促进神经肌肉组织功能恢复,防止肌肉萎缩和废用,从而恢复肢体的运动功能。患儿宜去专业的医疗机构就诊,接受专业的康复治疗。

(蒋荣猛,张育才,邓慧玲,王荃,刘清泉,王融冰,张国梁,李兴旺,钱素云,陈强,尚云晓,鲍一笑,陈志海,冉献贵,吴星东,刘春峰,陆国平,杨巧芝,顾芳,许红梅,俞蕙,张婷,杨涛)

第十章

预　防

第一节　一般预防措施

由于患者和隐性感染者均可以成为手足口病的传染源,患者和隐性感染者的粪便、疱疹液和呼吸道分泌物及其污染的手、毛巾、手绢、牙具、玩具、食具、奶具、床上用品、内衣以及医疗器具等均可实现传播,这使得手足口病的预防和控制难度较大。因此,对于公众来说,良好的个人卫生习惯和环境卫生措施是预防手足口病的关键所在。

1. 针对手足口病传播的危险因素,良好的手卫生能够有效降低儿童感染手足口病的风险。手是传播病原体的载体,因此不仅儿童的手卫生习惯对于预防手足口病很重要,和儿童频繁接触的成年人的手卫生也十分重要。

良好的手卫生习惯要求公众知道什么时候需要洗手、洗手的正确方法以及具备合适的洗手设施。应教育公众在做饭前、吃饭前、便前、便后、外出回家后、可能接触脏东西后,用流动水和肥皂或洗手液洗手。使用洗手液洗手时应遵循世界卫生组织推荐的六步洗手法仔细搓揉,洗手完毕后使用的干手毛巾应做到单人使用,定期清洗消毒。

2. 居家环境内的卫生状况也十分重要。肠道病毒对紫外线、干燥敏感,因此经常开窗通风、晾晒衣被是家庭环境内的有效消毒方法。如果家中有婴幼儿,因其年龄小、抵抗力低,应尽量保证婴幼儿使用物品的清洁程度,特别对于入口的奶瓶、奶嘴、餐饮具清洗干净后最好使用煮沸或蒸汽的方式消毒;如重复使用尿布,则应注意每次使用后也应清洗消毒,以避免病原体经污染的尿布感染婴幼儿。

3. 尽管目前尚不清楚手足口病是否可经饮用或食入被肠道病毒污染的水和食物传播,但曾有研究者检测出水样标本中有肠道病毒存在。建议公众养成喝开水、吃熟食的习惯,可以有效降低多种经粪口途径传播疾病感染的风险。

4. 由于手足口病传播力强,很容易在儿童间快速传播,早期发现手足口病病例,及时采取消毒隔离措施,及时妥善救治病例,也是预防该疾病传播的重要方式。因此,建议儿童出现手足口病可疑症状时,应及时到医疗机构就诊,才能得到及时的治疗和妥善的处置。儿童一旦被诊断为手足口病,不可在传染期前往托幼机构或学校,也不可与其他儿童接触,患病期间应做好居家消毒。

5. 如家中有多名易感儿童,由于儿童之间接触频繁,使得手足口病在家庭内的传播十分迅速和难以控制。因此,一旦家中有一名儿童患病,除了加强患病儿童所使用餐饮具、衣物床单、洗漱用品进行清洁消毒外,还应避免和未患病儿童的接触,做到卧室分开、专人护理,避免成人作为病毒的传播媒介造成儿童间的传播。

6. 根据手足口病毒监测结果,我国南方地区通常在每年 5 月和 10 月会出现 2 个发病高峰,而北方地区通常在 6 月出现发病高峰。为了减少交叉感染,在疾病流行期间应尽量减少带儿童到人群聚集、空气流通差的公共场所。

7. 幼托机构及小学等集体单位的预防控制措施

(1) 本病流行季节,教室和宿舍等场所要保持良好通风;

(2) 每日对玩具、个人卫生用具、餐具等物品进行清洗消毒;

(3) 进行清扫或消毒工作(尤其清扫厕所)时,工作人员应穿戴手套,清洗工作结束后应立即洗手;

(4) 每日对门把手、楼梯扶手、桌面等物体表面进行擦拭消毒;

(5) 教育指导儿童养成正确洗手的习惯;

(6) 每日进行晨检,发现可疑患儿时,要对患儿采取及时送诊、居家休息的措施;对患儿所用的物品要立即进行消毒处理;

(7) 患儿增多时,要及时向卫生和教育部门报告。根据疫情控制需要,当地教育和卫生部门可决定采取托幼机构或小学放假措施。

8. 加强健康宣教 加强对患儿及家长的手足口病相关知识的介绍和宣传,指导患儿及家长注意个人及环境卫生,做到饭前便后洗手,水果洗干净后再吃。流行期间尽量避免儿童到人群拥挤的场所,防止交叉感染,同时主要加强儿童的营养补充和休息睡眠,提高机体抵抗能力,尤其是重点加强对婴幼儿的保护措施。

第二节 疫 苗 接 种

一、EV-A71 疫苗研发进展

为防控 EV-A71 感染引起的手足口病及相关疾病的流行,多个国家或地区开展了 EV-A71 疫苗的研发,疫苗类型包括全病毒灭活疫苗、减毒活疫苗、亚单位疫苗、DNA 疫苗、表位肽疫苗和重组病毒样颗粒(virus like particles,VLP)疫苗等。全病毒灭活疫苗的研发进展最快,全球已有 5 家企业或机构研发的 EV-A71 疫苗进入临床试验阶段,新加坡 1 家疫苗完成 I 期临床试验,我国台湾地区研发的疫苗进入 II 期临床试验。

我国 EV-A71 型灭活疫苗于 2016 年上半年正式上市,该疫苗用于预防 EV-A71 感染所致的手足口病,是目前唯一可用于预防手足口病的疫苗。EV-A71 灭活疫苗的问世,对于有效降低我国儿童手足口病的发病率,尤其是减少该病的重症及死亡病例,保护我国儿童生命健康具有重要意义。

二、EV-A71 灭活疫苗免疫原性和保护效力

该疫苗血清抗体阳转率为 88.1%~91.7%;接种后 56 天至 8 个月 EV-A71 中和抗体滴度有所下降,8~14 个月抗体水平处于相对稳定状态,但抗体阳性率未见下降。免疫后 2 年的观察结果显示,中和抗体水平和临床保护效力仍然维持在较高水平。目前,尚缺乏可靠的免疫持久性研究数据。根据对 III 期临床研究对象的跟踪观察,接种后 8~14 个月抗体水平处于相对稳定状态,但抗体阳性率未见下降。免疫后两年的观察结果显示,中和抗体水平和临床保护效力仍然维持在较高水平。但利用 III 期临床试验现场开展的跟踪观察,无法排除接种对象持续受到 EV-A71 病毒自然暴露的影响,因此,对 EV-A71 疫苗免疫持久性的准确评估尚需在上市应用后,通过科学设计和严格质量控制,进行观察和评价,以便为是否需要制定加强免疫程序提供依据。

三、EV-A71 灭活疫苗安全性

EV-A71 灭活疫苗具有良好的安全性。接种疫苗后的局部反应主要表现为接种部位红、硬结、疼痛、肿胀、瘙痒等,以轻度为主,持续时间不超过 3 天,可自行缓解。全身反应主要表现为发热、腹泻、食欲缺乏、恶心、呕吐、易激惹

等,呈一过性。已知对 EV-A71 灭活疫苗任何一种成分过敏者,发热、急性疾病期患者及慢性疾病急性发作患者不得接种。

Ⅲ期临床研究数据显示,局部反应主要表现为接种部位红斑、硬结、疼痛、肿胀、瘙痒等,全身反应主要表现为发热、腹泻、恶心、呕吐等。疫苗组:局部红斑率 6.7%,局部硬结率 5.6%,疼痛率 5.5%,发热率 37.4%;安慰剂组:局部红斑率 6.7%,局部硬结率 5.9%,疼痛率 5.3%,发热率 35.1%;严重程度达到 3 级以上的所有症状(如发热、腹泻、恶心、呕吐等)的发生率在疫苗接种组和对照组之间无显著性差异。结果表明 EV-A71 灭活疫苗具有良好的安全性。由于上市前临床试验观察的疫苗接种者数量仅为数千人,该疫苗的罕见异常反应发生情况尚需要通过上市后的安全性监测与评价获得。

四、EV-A71 灭活疫苗使用建议

(一)接种对象

疫苗接种对象为≥6 月龄易感儿童,越早接种越好;鼓励在 12 月龄前完成接种程序。

(二)接种程序

基础免疫程序为 2 剂次,间隔 1 个月。是否需要加强免疫,暂未确定。

(三)接种途径及剂量

上臂三角肌肌内注射,每次接种剂量为 0.5ml。

(四)接种禁忌和慎用情况

已知对 EV-A71 灭活疫苗任何一种成分过敏者,发热、急性疾病期患者及慢性疾病急性发作患者不得接种。如有下列情况,应在决定是否接种时慎重考虑:

1. 患有血小板减少症或者出血性疾病者,肌肉注射本疫苗可能会引起注射部位出血。

2. 正在接受免疫抑制治疗或免疫功能缺陷的患者,接种本疫苗产生的免疫应答可能会减弱。接种应推迟到治疗结束后或确保其得到了很好的保护。但对慢性免疫功能缺陷的患者,即使基础疾病可能会使免疫应答受限,也应推荐接种。

3. 未控制的癫痫患者和其他进行性神经系统疾病(如吉兰 - 巴雷综合征等)患者,应慎重考虑是否接种该疫苗。其他禁忌和慎用情况可参考相应企业的疫苗说明书。

(五)接种管理

有接种 EV-A71 灭活疫苗意愿的接种对象,应到卫生计生行政部门批准的具有疫苗接种资质的预防接种单位接种 EV-A71 灭活疫苗。

1. 接种服务流程

（1）预检登记：询问儿童监护人受种者的基本信息，了解其健康状况，告知疫苗、相关疾病信息和知识以及接种后可能出现的不良反应和注意事项，严格掌握 EV-A71 灭活疫苗接种的适用年龄和禁忌证，并按相关规定请接种对象监护人签署疫苗接种知情同意书。

（2）接种：由接种医生或护士实施 EV-A71 灭活疫苗接种，按照《预防接种工作规范》的操作要求进行安全注射。

（3）留观：接种疫苗后，要求接种对象在接种单位留观 30 分钟。

2. 接种记录 预防接种单位应按照《预防接种工作规范》要求，将接种 EV-A71 灭活疫苗的相关信息记录于接种证，并录入儿童预防接种信息管理系统和（或）登记到接种卡/簿中。接种单位要按照第二类疫苗的管理要求，准确记录和定期上报 EV-A71 灭活疫苗的接种信息。

3. 接种后疑似预防接种异常反应监测 医疗机构、接种单位、疾病预防控制机构、药品不良反应监测机构、疫苗生产企业及其执行职务的人员发现疑似预防接种异常反应（AEFI），应按照《全国疑似预防接种异常反应监测方案》等有关规定，进行报告。疾病预防控制机构要及时做好 AEFI 调查诊断。

（六）注意事项

1. 同其他疫苗一样，接种 EV-A71 灭活疫苗不一定产生 100% 的保护效果。

2. EV-A71 灭活疫苗可刺激机体产生针对 EV-A71 病毒的免疫力，用于预防 EV-A71 感染所致的手足口病，但不能预防其他肠道病毒（包括 CV-A16）感染所致的手足口病。

3. 接种 EV-A71 灭活疫苗与注射人免疫球蛋白应至少间隔 1 个月，以免影响免疫效果。

4. EV-A71 灭活疫苗应于 2~8℃ 避光保存、运输，严禁冻结。

5. 疫苗开启后应立即使用。使用时应充分摇匀，如疫苗瓶有裂纹、标签不清或疫苗瓶内有异物等均不得使用。开启疫苗瓶和注射时，切勿使消毒剂接触疫苗。严禁血管内注射。

6. 接种 EV-A71 灭活疫苗时应备有肾上腺素等药物，以备偶发过敏反应时，用于急救。

（七）其他相关问题

1. 与其他疫苗同时接种 在临床试验阶段未进行 EV-A71 灭活疫苗同期（先、后或同时）接种其他疫苗时，对疫苗免疫原性、安全性等相互影响的研究。由于尚无 EV-A71 灭活疫苗与其他疫苗同时接种的相关数据，故现阶段暂不推荐 EV-A71 灭活疫苗与其他疫苗同时接种,建议 EV-A71 疫苗与其他疫苗接种间隔 2 周以上。

2. 特殊人群接种　对于接受免疫抑制药物的儿童不建议接种。免疫抑制剂、化疗药物、抗代谢药物、烷化剂、细胞毒素类药物、皮质类固醇类药物等可能会降低机体对本疫苗的免疫应答。对于免疫缺陷儿童(亦包括 HIV 感染儿童),接种 EV-A71 灭活疫苗的有效性和安全性尚无数据,可在评估儿童感染 EV-A71 病毒风险后决定是否接种。

3. 不同企业疫苗的序贯接种　目前,已上市企业的 EV-A71 灭活疫苗均为两剂次接种程序,尚无使用不同企业疫苗进行序贯接种的免疫原性、安全性的研究数据。现阶段建议使用同一企业疫苗完成两剂次接种,暂不建议使用不同企业疫苗完成接种程序。

4. 暴露后预防　目前,尚无该疫苗在儿童暴露于 EV-A71 感染病例后紧急接种是否可以预防发病的数据,也无针对疫情暴发时开展群体性应急接种的效果评价数据。若发现儿童暴露后,家长希望为儿童接种 EV-A71 灭活疫苗,应对其接种后的发病风险或偶合发病的可能性进行充分告知。目前,尚无法提出该疫苗用于群体性应急接种的建议。

5. 公众交流与信息传播　手足口病是由多病原引起的症候群,但重症手足口病和相关死亡主要由 EV-A71 感染所致。EV-A71 灭活疫苗只对 EV-A71 感染引起的手足口病具有保护作用,不能预防 CV-A16 或其他型别肠道病毒引起的手足口病。在与儿童监护人和公众进行沟通交流时,要科学、客观地告知和解释疾病与疫苗保护效果的相关知识和信息。

五、CV-A16 疫苗研发

1. 血清流行病学特征　目前,EV-A71 和 CV-A16 感染在手足口病总发病率中所占的比例最高。而近几年的调查研究表明,其他病原体感染病例在手足口病总发病率中的比例逐渐提高,特别是 CV-A16 所致疾病自 2012 年起在中国大规模暴发。尽管如此,EV-A71 和 CV-A16 引起的手足口病在重症病例中仍占很高的比例。CV-A16 还可引起脑膜炎、心肌炎等严重并发症。近期 CV-A16 对神经细胞的影响研究结果显示,CV-A16 株体外感染神经细胞和非神经细胞,结果细胞均有凋亡现象且机制相同,即同时激活胱天蛋白酶 9 相关的线粒体途径和胱天蛋白酶 8 死亡受体途径。说明 CV-A16 对人体的危害较严重,需引起重视。

2. CV-A16 疫苗的开发　目前针对 EV-A71 的研究较为深入,灭活疫苗已获得生产批准,但有报道表明 EV-A71 疫苗对 CV-A16 并不能提供交叉保护。为了更好地预防手足口病,研究人员正从灭活疫苗、减毒活疫苗、重组蛋白疫苗等方面进行 CV-A16 疫苗的开发研究。

第三节 加强医院感染控制

由于手足口病患者能够从咽部和粪便排出病毒,且持续时间较长,患者的粪便、疱疹液、呼吸道分泌物容易通过污染医疗环境、器具、医务人员手等造成病毒在医院内传播。因此,医院内感染预防控制对于手足口病预防也十分重要。

(一) 隔离措施

1. 预检分诊 医疗机构应建立预检分诊制度,加强分诊人员对手足口病临床特点和诊断标准的培训。对有发热、皮疹症状,疑似感染手足口病的患者引导至专用诊室或专用诊区就诊。

2. 隔离治疗 医疗机构,特别是在手足口病患者较多的儿科医疗机构,应设立手足口病专用隔离诊室,没有条件设立专用诊室的,应设立手足口病专用诊台,划分相对独立的手足口病专用治疗区,避免与其他患者频繁接触造成交叉感染。应严格把握手足口病住院收治条件,尽量减少不必要的留观和住院。如患者病情确需收治入院,则应落实相应的隔离措施。考虑到手足口病主要通过接触传播,在住院过程中落实接触传播的隔离与预防,主要包括:①患者应尽量选择单间隔离,确诊为同种病原体引起的病例可置于同一间病房,不同病原体引起的手足口病病例不宜置于同一间病房;②隔离房间应有隔离标识;③与患者直接接触的相关医疗器械、器具及物品如听诊器、血压计、体温表、输液架等要专人专用,并及时消毒处理,轮椅、担架、床旁心电图机等不能专人专用的医疗器械、器具及物品要在每次使用后擦拭消毒;④应尽量安排专人护理,医务人员诊疗操作应当戴手套和口罩,必要时穿隔离衣,完成诊疗护理操作后,要及时脱去手套和隔离衣,并进行手卫生;⑤增加患者候诊及就诊等区域的清洁消毒频次,每日不少于 3 次,室内清扫时应采用湿式清洁方式。

(二) 消毒措施

在手足口病流行期间,医疗机构应按照《消毒技术规范(2002 版)》和《医疗机构消毒技术规范(WS/T 367-2012)》的要求加强常规消毒工作,做好预防性消毒工作。在接诊手足口病患者后,针对手足口病的医院内消毒方法可以参考《手足口病预防控制指南(2009 版)》中的《手足口病疫源地消毒指南》,对病原体可能污染的范围和物品,选择合适的消毒剂和消毒方法,开展科学合理的消毒措施。

由于引起手足口病的肠道病毒为无包膜的亲水病毒,常规使用的75%酒精和5%来苏不能将其灭活;对乙醚、去氯胆酸盐等也不敏感;应选择中效或高效消毒剂如含氯(溴)消毒剂、碘伏、过氧乙酸、过氧化氢、二氧化氯、戊二醛和甲醛等进行消毒。落实消毒措施包括患者在医院住院期间的随时消毒和患者离院后的终末消毒。

1. 随时消毒 患者停留在医院期间,对患者污染的物品和场所及时进行消毒处理。随时消毒特别要注意下列物品和场所:分泌物或排泄物(粪便、疱疹液等)及其污染的场所和物品、生活用具、手、衣服、被褥、生活污水、污物。医护人员和陪护应做好卫生防护,诊疗、护理工作结束后应洗手并消毒;诊疗、护理手足口病病例过程中所使用的非一次性仪器、体温计及其他物品等要及时消毒;对住院患者使用过的病床及桌椅等设施和物品必须消毒后才能继续使用;患者的呼吸道分泌物和粪便及其污染的物品也要及时进行消毒处理;门诊、病房、感染性疾病科等手足口病诊疗场所还应进行必要的空气消毒。

2. 终末消毒 终末消毒是指传染源离开有关场所后进行的彻底的消毒处理,应确保终末消毒后的场所及其中的各种物品不再有病原体存在。门诊每日工作结束后,以及病房在患者康复、死亡或转出病房后,均应做好终末消毒工作,包括:地面、墙壁、桌、椅、床头柜、床架等物体表面,患者衣服、被褥,洗脸盆、便盆等生活用品,厕所等。

3. 消毒方法 应根据肠道病毒的生物学特性选择科学合理的消毒方法,主要包括:①空气消毒:门诊、病房、感染性疾病科等诊疗场所应加强通风,可采取通风(包括自然通风和机械通风),也可采用循环风式空气消毒机进行空气消毒,无人条件下还可用紫外线对空气消毒,不必常规采用喷洒消毒剂的方法对室内空气进行消毒;②对门把手、楼梯扶手、床围栏、桌椅台面、水龙头等物体表面用含有效氯(溴)500mg/L消毒液擦拭或喷洒消毒,作用15分钟,必要时用清水擦拭干净以免腐蚀损坏;③对污染地面、墙壁用含有效氯(溴)1000mg/L消毒剂溶液喷洒消毒,作用15分钟;对各种墙壁的喷洒消毒剂溶液不宜超过墙壁吸液量。地面消毒先由外向内喷雾一次,待室内消毒完毕后,再由内向外重复喷雾一次;④患者的排泄物、呕吐物等最好用固定容器盛放,稀薄的排泄物、呕吐物,每1000ml可加漂白粉50g或含有效氯20 000mg/L消毒剂溶液2000ml,搅匀放置2小时。盛排泄物或呕吐物的容器可用含有效氯(溴)5000mg/L消毒剂溶液浸泡15分钟,浸泡时,消毒液要漫过容器。被排泄物、呕吐物等污染的地面,用漂白粉或生石灰覆盖,作用60分钟后清理;⑤患儿使用后的便盆、便池、坐便器先投入50g漂白粉,作用60分钟后再冲水。坐便器表面用含有效氯500mg/L

的消毒液喷雾、擦拭消毒,作用15分钟。厕所、卫生间使用的拖把采用1000mg/L含氯消毒液浸泡15分钟后再用清水清洗,厕所、卫生间的拖把应专用;⑥特别需要注意常规的免洗手消毒液(主要消毒成分为酒精)对肠道病毒消毒效果不佳,手的消毒可用0.5%碘伏溶液作用2~3分钟后清水冲洗干净。

医院机构选用消毒产品应注意选用具有生产企业卫生许可证、消毒产品卫生安全评价报告的合格消毒产品,使用前应仔细阅读使用说明书,避光保存,并在有效期内使用。

第四节 手足口病患儿的隔离

手足口患儿和集体保育机构针对手足口疫情的预防隔离措施,参考《手足口病预防控制指南(2009版)》预防控制的内容执行。

一、散居儿童的隔离控制措施

患儿应及时就医,并遵医嘱采取居家或住院方式进行隔离和治疗。居家患儿、家长或监护人应在社区(村)医生的指导下,密切关注患儿的病情变化,如发现神经系统、呼吸系统、循环系统等相关症状时,应立即送医院就诊,同时,要尽量避免与其他儿童接触。住院患儿应在指定区域内接受治疗,防止与其他患儿发生交叉感染。管理时限为自患儿被发现起至症状消失后1周。乡镇卫生院/社区卫生服务中心、村卫生室/社区卫生服务站等负责本辖区居家治疗的手足口病患儿的随访工作,掌握居家治疗患儿的病情进展情况。

二、托幼机构的预防控制措施

每日进行晨检,发现可疑患儿时,要采取立即送诊、居家观察等措施,对患儿所用的物品要立即进行消毒处理。出现重症或死亡病例,或1周内同一班级出现2例及以上病例,建议病例所在班级停课10天;1周内累计出现10例及以上或3个班级分别出现2例及以上病例时,经风险评估后,可建议托幼机构停课10天。教育、指导儿童养成正确洗手等良好的卫生习惯;教师要保持良好的个人卫生状况;教室和宿舍等场所要保持良好通风;定期对玩具、儿童个人卫生用具(水杯、毛巾等)、餐具等物品进行清洗消毒;定期对活动室、寝室、教室、门把手、楼梯扶手、桌面等物体表面进行擦拭消毒;托幼机构应每日对厕所进行清扫、消毒,工作人员应戴手套,工作结束后应立即洗手;托幼机构应配合卫生部门采取手足口病防控措施。

(高洁,于广军,李兴旺,钱素云,冉献贵,吴星东,
黄学勇,蒋荣猛,王荃,许汴利,许文波,杨涛,顾芳)

主要参考文献

［1］李斌,欧维琳.手足口病病原学及检测方法研究进展［J］.中华实用儿科临床杂志,2016,31(6):477-480.

［2］柯昌文,王珣章.人肠道病毒分类和鉴别方法研究进展［J］.中国计划免疫,2006,12(6):515-520.

［3］Brown B A,Pallansch M A. Complete nucleotide sequence of enterovirus 71 is distinct from poliovirus.［J］. Virus Res,1995(39):195-205.

［4］李东力,易彬樘.手足口病流行病学与防控对策［J］.沈阳部队医药,2008,21(6):425-426.

［5］Schmidt NJ,Lennett EH,Ho HH. An apparently new enterovirus isolated from patients with disease of the central nervous system［J］. J Infect Dis,1974(129):304-309.

［6］Brown BA,Oberste MS,Alexander JP,et al. Molecular epidemiology and evolution of enterovirus 71 strains isolated from 1970 to 1998［J］. Journal of Virology,1999,73(12):9969-9975.

［7］张寿斌,廖华,黄呈辉,等.深圳 237 例手足口病肠道病毒血清型基因及临床特征［J］.中国当代儿科杂志,2008,10(1):38-41.

［8］蒋心华,潘孝彰,王岱明.现代感染病学［M］.上海:上海医科大学出版社,1998.642-656.

［9］Robinson CR,Doanc FW,Rhodes AJ. Report of an out-break of febrile illness with pharyngeal lesion and exanthen:To-ronto,1957 Isolation of Group A Coxsackievirus［J］. Canada Med Assoc J,1958,79(3):615-621.

［10］Alos PJ,Flewett TH,Foster JR. Hand-foot-and-mouth disease in Birmingham in 1959 [J]. Br Med J, 1960(2): 1708-1711.

[11] Melnick JL. Enterovirus type 71 infections: a varied clinical pattern sometimes mimicking paralytic poliomyelitis [J]. Reviews of Infectious Diseases, 1984, 6(Suppl2): S387-S390.

[12] Kapusinszky B, Katalin N, Farkas A, et al. Detection of non-polio enteroviruses in Hungary 2000-2008 and molecular epidemiology of enterovirus 71, coxsackievirus A16, andechovirus30 [J]. Virus Genes, 2010 (40): 163-173.

[13] Nagy G, Takatsy S, Kukan E, et al. Virological diagnosis of enterovirus type 71 infections: experiences gained during an epidemic of acute CNS diseases in Hungary in 1978 [J]. Archives of Virology, 1982, 71(3): 217-227.

[14] Vandersanden S, Koopmans M, Uslu G, et al. Epidemiology of enterovirus 71 in the Netherlands, 1963 to 2008 [J]. J Clin Microbiol, 2009(47): 2826-2833.

[15] Bendigjw F. Epidemiological, virological, and clinical feature sofan epidemic of hand, foot, and mouth disease in England and Wales [J]. Commun Dis Rep CDR Rev, 1996, 6(6): 81-86.

[16] Holgerf, Rabenau, Richterm, et al. Hand, foot and mouth disease: seroprevalence of coxsackie A16 and enterovirus71 in Germany [J]. Med Microbiol Immunol, 2010(199): 45-51.

[17] Zhang. Identification of specific antigenic epitope at N-terminal segment of enterovirus 71(EV-71)VP1 protein and characterization of its use in recombinant form for early diagnosis of EV-71 infection [J]. Virus Research, 2014(189): 248-253.

[18] Song Y, Y Zhang. Persistent circulation of Coxsackievirus A6 of genotype D3 in mainland of China between 2008 and 2015 [J]. 2017, 14; 7(1): 5491.

[19] Yong Z, Xiao-Juan T, Hai-Yan W et.al. An outbreak of hand, foot, and mouth disease associated with subgenotype C4 of human enterovirus 71 in Shandong, China [J]. J Clin Virol, 2009, 44(4): 262-267.

[20] Yong Z, Jitao W, Wanshen G, et al. Emergence and Transmission Pathways of Rapidly Evolving Evolutionary Branch C4a Strains of Human Enterovirus 71 in the Central Plain of China [J]. PLoS One, 2011, 6(11): e27895.

[21] Xiaojuan T, Xueyong H, Shuangli Z, et al. The persistent circulation of enterovirus 71 in People's Republic of China: causing emerging nationwide epidemics since 2008 [J]. PLoS One, 2011, 6(9): e25662.

［22］Yan Z,Zhen Z,Weizhong Y,et al. An emerging recombinant human enterovirus 71 responsible for the 2008 outbreak of hand foot and mouth disease in Fuyang city of China［J］. Virol J,2010(7):94.

［23］Cui A,Xu C,Tan X,et al. The development and application of the two real-time RT-PCR assays to detect the pathogen of HFMD.［J］. Plos One,2013, 8(4):e61451.

［24］黄克强,张勇,许文波. 全球 EV-A71 基因型分布［J］. 病毒学报,2017(3): 469-476.

［25］Zhao J,Li X. Determinants of the Transmission Variation of Hand,Foot and Mouth Disease in China［J］. Plos One,2016,11(10):e0163789.

［26］占华剑,柯昌文. 全球 HFMD 流行现状及分子流行病学研究进展［J］. 华南预防医学,2011(5):34-38.

［27］Zhao J,Jiang F,Zhong L,et al. Age patterns and transmission characteristics of hand,foot and mouth disease in China［J］. BMC Infect Dis,2016,16(1): 691.

［28］Siegel K,Cook AR,La H. The impact of hand,foot and mouth disease control policies in Singapore:A qualitative analysis of public perceptions［J］. Public Health Policy,2017,38(2):271-287.

［29］程晰. 广东省 2010~2013 年 HFMD 流行病学研究［J］. 现代仪器与医疗, 2015(1):106-107.

［30］张王剑,季振东,郭貔,等. 广东省 2009-2012 年 HFMD 流行趋势分析［J］. 中山大学学报(医学科学版),2014(4):607-613.

［31］周红桃. 广东省 2009~2013 年的 HFMD 流行病学与临床特征［D］. 广州: 南方医科大学,2014.

［32］张超. 2008~2015 年广西 HFMD 流行特征及影响因素分析［D］. 南宁: 广西医科大学,2016.

［33］阳益萍,陈敏玫,居昱,等. 2008~2014 年广西 HFMD 流行病学及病原分布特征［J］. 应用预防医学,2015(6):365-368.

［34］陈国平,史永林,张进,等. 2008~2014 年安徽省 HFMD 流行特征分析［J］. 现代预防医学,2016(4):588-590.

［35］牛文柯. 2007~2011 年山东省 HFMD 流行特征及死亡危险因素分析［D］. 济南:山东大学,2012.

［36］陈瑞珊,邸菁华,王岩,等. 290 例重症 HFMD 患者的流行病学及病原学特征分析［J］. 中国病原生物学杂志,2016(1):65-67.

［37］Qiu J,Lu XL,Liu X,et al. Derivation and Validation of a Mortality Risk Score for Severe Hand, Foot and Mouth Disease in China [J]. Scientific reports, 2017,7(1):3371.

[38] 隋美丽,李懿,刘新奎,等. HFMD 流行病学、病原学及重症化机制的研究进展[J].中国病原生物学杂志,2017(1):92-98.

[39] Puenpa J, Vongpunsawad S, Österback R, et al. Molecular epidemiology and the evolution of human coxsackievirus A6 [J]. J Gen Virol, 2016, 97 (12): 3225-3231.

[40] Ang LW, Tay J, Phoon MC, et al. Seroepidemiology of Coxsackievirus A6, Coxsackievirus A16, and Enterovirus 71 Infections among Children and Adolescents in Singapore, 2008-2010 [J]. Plos One, 2015, 10 (5): e0127999.

[41] Zheng ZM, He PJ, Caueffield D et.al. Enterovirus 71 Isolated From China Is Serologically Similar to the Prototype E71 BrCr Strain But Differs in the 5' -Noncoding Region[J]. J Med Virol, 1995 (47): 161-167.

[42] 郑志明,张江虹,诸卫平,等. 从我国成人手足口病患者疱液中首次分离出肠道病毒 71 型[J].病毒学杂志,1989(4):375-382.

[43] Bo YC, Song C, Wang JF, et al. Using an autologistic regression model to identify spatial risk factors and spatial risk patterns of hand, foot and mouth disease(HFMD)in Mainland China[J]. Bmc Public Health, 2014, 14(1):1-13.

[44] 中华人民共和国卫生部.手足口病预防控制指南(2009 版)[J].中国实用乡村医生杂志,2012(19):3-6.

[45] Liu W, Hong J, Shan J, et al. Spatiotemporal Dynamics of Hand-Foot-Mouth Disease and Its Relationship with Meteorological Factors in Jiangsu Province, China [J]. Plos One, 2015, 10 (6): e0131311.

[46] Lee CCD, Tang JH, Hwang JS, et al. Effect of Meteorological and Geographical Factors on the Epidemics of Hand, Foot, and Mouth Disease in Island-Type Territory, East Asia [J]. Biomed Research International, 2015: 805039.

[47] Xing W, Liao Q, Viboud C, et al. Hand, foot, and mouth disease in China, 2008-12: an epidemiological study. [J]. Lancet Infectious Diseases, 2014, 14(4):308-318.

[48] Deng T, Yong H, Yu S, et al. Spatial-Temporal Clusters and Risk Factors of Hand, Foot, and Mouth Disease at the District Level in Guangdong Province, China [J]. Plos One, 2013, 8 (2): e56943.

[49] Huang Y, Deng T, Yu SC, et al. Effect of meteorological variables in children:

a time-series analysis in Guangzhou, China [J]. BMC Infect Dis, 2013(13): 134.

[50] Takahashi S, Liao Q, Van T B, et al. Hand, Foot, and Mouth Disease in China: Modeling Epidemic Dynamics of Enterovirus Serotypes and Implications for Vaccination [J]. Plos Medicine, 2016, 13(2): e1001958.

[51] 邓慧玲, 张玉凤. 肠道病毒 71 型感染致重症手足口病新认识[J]. 中华实用儿科临床杂志, 2016, 31(10): 736-743.

[52] 王琼肖, 许红梅. 肠道病毒 71 型重症手足口病发病机制研究进展[J]. 儿科药学杂志, 2015(9): 55-58.

[53] Yu P, Bao L, Xu L, et al. Neurotropism In Vitro and Mouse Models of Severe and Mild Infection with Clinical Strains of Enterovirus 71 [J]. Viruses, 2017, 9(11): 351.

[54] Xing J, Liu D, Shen S, et al. Pathologic Studies of Fatal Encephalomyelitis in Children Caused by Enterovirus 71 [J]. American Journal of Clinical Pathology, 2016, 146(1): 95.

[55] Chen YC, Yu CK, Wang YF, et al. A murine oral enterovirus 71 infection model with central nervous system involvement [J]. J Gen Virol, 2004, 85(Pt 1): 69-77.

[56] Wong KT, Munisamy B, Ong KC, et al. The distribution of inflammation and virus in human enterovirus 71 encephalomyelitis suggests possible viral spread by neural pathways [J]. J Neuropathol Exp Neurol, 2008, 67(2): 162-169.

[57] Solomon T, Lewthwaite P, Perera D, et al. Virology, epidemiology, pathogenesis and control of enterovirus 71 [J]. Lancet Infect Dis, 2010, 10(11): 778-790.

[58] Lum LC, Wong KT, Lam SK, et al. Neurogenic pulmonary edema and enterovirus 71 encephalomyelitis [J]. Lancet, 1998, 352(9137): 1391.

[59] Yan JJ, Wang JR, Liu CC, et al. An outbreak of enterovirus 71 infection in Taiwan 1998: A comprehensive pathological, virological and molecular study on a case of fulminant encephalitis [J]. J Clin Virol, 2000, 17(1): 13-22.

[60] Chen HI, Liao JF, Kuo L, et al. Centrogenic pulmonary hemorrhagic edema induced by cerebral compression in rats. Mechanism of volume and pressure loading in the pulmonary circulation [J]. Circ Res, 1980, 47(3): 366-373.

[61] Maron MB, Holcomb PH, Dawson CA, et al. Edema development and recovery in neurogenic pulmonary edema [J]. J Appl Physiol, 1994, 77(3): 1155-

1163.

［62］ Malik AB. Mechanisms of neurogenic pulmonary edema［J］. Circ Res, 1985,57(1):1-18.

［63］ Wu JM,Wang JN,Tsai YC,et al. Cardiopulmonary manifestations of fulminant enterovirus 71 infection［J］. Pediatrics,2002,109(2):E26.

［64］ Fu YC,Chi CS,Chiu YT,et al. Cardiac complications of enterovirus rhombencephalitis［J］. Arch Dis Child,2004,89(4):368-373.

［65］ 胡静,石小华,唐珩,等.94例重症手足口病并发病毒性脑膜脑炎病程分析［J］.南京医科大学学报(自然科学版),2009,29(11):1616-1618.

［66］ 王晓卫,钟天鹰,田野.重症手足口病患儿心肌酶谱分析［J］.西南国防医药,2009,19(10):1001-1002.

［67］ 武洁,成怡冰,李志芳,等.肠道病毒71型重症和危重症手足口病患儿肾上腺皮质功能状态评价［J］.中华儿科杂志,2012,50(4):249-254.

［68］ Yamayoshi S,Yamashita Y,Li J,et al. Scavenger receptor B2 is a cellular receptor for enterovirus 71［J］. Nature Medicine,2009,15(7):798-801.

［69］ Nishimura Y,Shimojima M,Tano Y,et al. Human P-selectin glycoprotein ligand-1 is a functional receptor for enterovirus 71［J］. Nature Medicine, 2009,15(7):794.

［70］ 中华人民共和国卫生部.《手足口病诊疗指南(2010年版)》［EB/OL］. http://www.moh.gov.cn/mohyzs/s3586/201004/46884.shtml.

［71］ 中华人民共和国卫生部.肠道病毒71型(EV71)感染重症病例临床救治专家共识［J］.中华儿科杂志,2011,49(9):675-678.

［72］ 邓慧玲,张玉凤,马超峰,等.以大疱样皮疹为特征的手足口病病原学及临床特点分析［J］.中华儿科杂志,2015,53(8):616-620.

［73］ 俞蕙.儿童手足口病重症病例的临床早期识别［J］.中华儿科杂志, 2012,50(4):284-285.

［74］ A guide to clinical management and public health response for hand,foot and mouth disease(HFMD). WHO 2011 Section 5:Clinical Features and Case Management.

［75］ 陆国平,朱启镕.肠道病毒71型感染所致危重症手足口病诊治中的一些思考［J］.中华儿科杂志,2012,50(4):244-248.

［76］ Deng L,Jia HL,Liu CW,et al. Analysis of differentially expressed proteins involved in hand,foot and mouth disease and normal sera.［J］CMI,2012,18 (6):E188-E196.

［77］ Yan G,Jun L,Z Kangchen,et al. Rapid and visual detection of human enterovirus coxsackievirus A16 by reverse transcription loop-mediated isothermal amplification combined with lateral flow device. [J] Letters in Applied Microbiology,2015,61(6):531-537.

[78] 欧志英,吴韶清,尹应先,等. 一种初步快速甄别总肠道病毒的基因分型方法[J]. 分子诊断与治疗杂志,2016,8(4):231-236.

[79] 徐胜平,刘琪琦,张严峻,等. 9种发热伴出疹病原体基因芯片检测方法的建立[J]. 军事医学,2017,41(2):135-140.

[80] 尹丹萍,陈春明,张玉强,等. 磁共振成像对手足口病患儿并神经系统损害的诊断价值[J]. 中华消化病与影像杂志(电子版),2016,6(6):252-254.

[81] 刘艳红,李咏梅. 手足口病的实验室诊断[J]. 山东医药,2012,52(35):100.

[82] 郑友限,陈明春,王耿,等. 不同标本EV71和CoxA16检测对于手足口病重症患者的临床意义分析[J]. 中国卫生检验杂志,2009,19(10):2348-2350.

[83] 申昆玲,张国成,尚云晓,等. 重组人干扰素α1b在儿科的临床应用专家共识[J]. 中华实用儿科杂志,2015,30(16):1214-1219.

[84] Wang J,Campbell IL,Zhang H. Systemic interferon-α regulates interferon-stimulated genes in the central nervous system [J]. Molecular Psychiatry,2008(13):293-301.

[85] Sasaki O,Karaki T,Imanishi J. Protective effect of interferon on infections with hand,foot,and mouth disease virus in newborn mice [J]. Journal of Infectious Diseases,1986,153(3):498-502.

[86] 黄月艳,柳国胜,重症手足口病患儿血清S100B和NSE水平与颅脑MRI的诊断[J]. 中华危重病急救医学,2017,28(11):1019-1022.

[87] Gmitterová K,Heinemann U,Krasnianski A,et al. Cerebrospinal fluid markers in the differentiation of molecular subtypes of sporadic Creutzfeldt-Jakob disease [J]. Eur J Neurol,2016,23(6):1126-1133.

[88] Olivecrona Z,Bobinski L,Koskinen LO. Association of ICP,CPP,CT findings and S-100B and NSE in severe traumatic head injury. Prognostic value of the biomarkers[J]. Brain Inj,2015,29(4):446-454.

[89] Sullivan RJ. Serum lactate dehydrogenase is a more useful biomarker of prognosis than serum S100B in patients with BRAF-mutant melanoma[J]. Br J Dermatol,2016,174(4):716-717.

[90] Wang S,Pan JH. The significance of cranial magnetic resonance imaging for

children's hand foot and mouth disease [J]. Anhui Med J,2010,31 (12):
1401-1403.

[91] Xu YY,Jin DQ,Sun JM,et al. Fetures and prognosis of central neurological
complications of MRI in the children caused by EV71 infection [J]. Chin J
Stereotact Funct Neurosurg,2016,29 (3):155-158.

[92] Neri I,Dondi A,Wollenberg A,et al. Atypical Forms of Hand,Foot,and
Mouth Disease: A Prospective Study of 47 Italian Children [J]. Pediatric
Dermatology,2016,33 (4):429-437.

[93] 陆国平,李兴旺,吕勇,等. 危重症手足口病(EV71 感染)诊治体会[J].
中国小儿急救医学,2008(15):217-220.

[94] 申昆玲,洪建国,于广军. 儿童雾化中心规范化管理指南[M]. 北京:人
民卫生出版社,2015.

[95] Huang XY,Zhang X,Wang F,et al. Clinical Efficacy of Therapy with
Recombinant Human Interferon α1b in Hand,Foot,and Mouth Disease with
Enterovirus 71 Infection[J]. Plos One,2016,11 (2):e0148907.

[96] Chang LY. Enterovirus 71 in Taiwan [J]. Pediatr Neonatol,2008(49):103-
112.

[97] Wu YD,Shang SQ,Chen ZM,et al. Analysis of the epidemic characteristics
of the etiological agents in children with hand,foot and mouth disease and its
clinical significance [J]. Zhonghua Er Ke Za Zhi,2010(48):535-539.

[98] Cho HK,Lee NY,Lee H,et al. Enterovirus 71-associated hand,foot and
mouth diseases with neurologic symptoms,a university hospital experience in
Korea,2009 [J]. Korean J Pediatr,2010(53):639-643.

[99] 曾健生,钱素云. 重症手足口病的特点与诊治[J]. 中国急救医学,2008,
28(8):752-753.

[100] Koroleva GA,Lukashev AN,Khudiakova LV,et al. Encephalomyelitis
caused by enterovirus type 71 in children [J]. Vopr Virusol,2010,55(6):
4-10.

[101] Chang LY,Lee CY,Kao CL,et al.Hand,foot and mouth disease complicated
with central nervous system involvement in Taiwan in 1980-1981 [J]. J
Formos Med Assoc,2007,106(2):173-176.

[102] Wintergerst KA,Buckingham B,Gandrud L,et al. Association of
hypoglycemia,hyperglycemia,and glucose variability with morbidity and
death in the pediatric intensive care unit [J]. Pediatrics,2006(118):173-
179.

[103] Preissig CM, Rigby MR. Hyperglycaemia results from beta-cell dysfunction in critically ill children with respiratory and cardiovascular failure: a prospective observational study [J]. Critical Care, 2006, 118 (1): 173-179.

[104] 张育才, 李兴旺, 朱晓东, 等. 儿童危重肠道病毒 71 型脑炎及神经源性肺水肿的救治[J]. 中华急诊医学杂志, 2008, 17 (12): 1250-1254.

[105] 邹映雪, 傅红娜, 郭永盛, 等. 硝普钠对肠道病毒 71 型感染手足口病低血压期临床疗效分析[J]. 中国小儿急救医学, 2011, 18 (1): 24-26.

[106] Ooi MH, Wong SC, Lewthwaite P, et al. Clinical features, diagnosis, and management of enterovirus 71 [J]. Lancet Neurol, 2010, 9 (11): 1097-1105.

[107] Chiumello D, Brochard L, Marini J J, et al. Respiratory support in patients with acute respiratory distress syndrome: an expert opinion [J]. Critical Care, 2017, 21 (1): 240.

[108] Sutherland SM, Zappitelli M, Alexander SR, et al. Fluid overload and mortality in children receiving continuous renal replacement therapy: the prospective pediatric continuous renal replacement therapy registry [J]. Am J Kidney Dis, 2010, 55 (2): 316-325.

[109] Garzotto F, Ostermann M, Martin-Langerwerf D, et al. The Dose Response Multicentre Investigation on Fluid Assessment (DoReMIFA) in critically ill patients [J]. Crit Care, 2016, 20 (1): 196.

[110] Goldstein SL. Continuous renal replacement therapy: mechanism of clearance, fluid removal, indications and outcomes [J]. Curr Opin Pediatr, 2011, 23 (2): 181-185.

[111] 朱艳, 崔云, 张育才, 等. 血液滤过辅助抢救儿童危重型肠道病毒 71 型感染[J]. 中国小儿急救医学, 2018, 25 (4): 270-273.

[112] 卢秀兰, 吴琼, 肖政辉, 等. 连续性血液滤过治疗重症手足口病心肺衰竭患儿的临床研究[J]. 中国小儿急救医学, 2015, 22 (3): 145-149.

[113] Thiagarajan RR. Extracorporeal Membrane Oxygenation for Cardiac Indications in Children [J]. PediatrCrit Care Med, 2016, 17 (8 Suppl 1): S155-159.

[114] MacLaren G, Butt W, Best D, et al: Central extracorporeal membrane oxygenation for refractory pediatric septic shock [J]. Pediatr Crit Care Med, 2011, 12 (2): 133-136.

[115] Xiong H, Xia B, Zhu J, et al. Clinical Outcomes in Pediatric Patients Hospitalized with Fulminant Myocarditis RequiringExtracorporeal

Membrane Oxygenation: A Meta-analysis [J]. Pediatr Cardiol, 2017, 38(2): 209-214.

[116] Jan SL, Lin SJ, Fu YC, et al. Extracorporeal life support for treatment of children with enterovirus 71 infection-related cardiopulmonary failure [J]. Intensive Care Med, 2010, 36(3): 520-527.

[117] Chi CY, Khanh TH, Thoa le PK, et al. Milrinone Therapy for Enterovirus 71-Induced Pulmonary Edema and/or Neurogenic Shock in Children: A Randomized Controlled Trial [J]. Crit Care Med, 2013, 41(7): 1754-1760.

[118] Kao SJ, Yang FL, Hsu YH, et al. Mechanism of fulminant pulmonary edema caused by enterovirus 71 [J]. Clin Infect Dis, 2004(38): 1784-1788.

[119] Lin TY, Chang LY, Huang YC, et al. Different proinflammatory reactions in fatal and non-fatal enterovirus 71 infections: implications for early recognition and therapy [J]. Acta Paediatr, 2002(91): 632-635.

[120] Lin TY, Hsia SH, Huang YC, et al. Proinflammatory cytokine reactions in enterovirus 71 infections of the central nervous system [J]. Clin Infect Dis, 2003(36): 269-274.

[121] Wang SM, Lei HY, Huang KJ, et al. Pathogenesis of Enterovirus 71 brainstem encephalitis in pediatric patients: the roles of cytokines and cellular immune activation in patients with pulmonary edema [J]. J Infect Dis, 2003(188): 564-570.

[122] Ye N, Gong X, Pang LL, et al. Cytokine responses and correlations thereof with clinical profiles in children with enterovirus 71infections [J]. BMC Infect Dis, 2015(15): 225.

[123] Wang SM, Lei HY, Huang MC, et al. Modulation of cytokine production by intravenous immunoglobulin in patients with enterovirus 71-associated brainstem encephalitis [J]. J Clin Virol, 2006(37): 47-52.

[124] Zeng M, Zheng XY, Wei RC, et al. The Cytokine and Chemokine Profiles in Patients with Hand, Foot and Mouth Disease of Different Severities in Shanghai, China, 2010 [J]. PLoS Negl Trop Dis, 2013, 7(12): e2599.

[125] 张小丹, 田亚坤, 熊芳, 等. 重组人干扰素 α-2b 注射液雾化吸入治疗儿童手足口病的疗效观察[J]. 现代药物与临床, 2014, 29(4): 404-407.

[126] 谭静, 王武明, 雷克竟. 丙种球蛋白静脉滴注联合干扰素雾化吸入治疗儿童重症手足口病疗效观察[J]. 儿科药学杂志, 2017(7): 21-23.

[127] 李友良, 王文红, 杨鸿儒. 多途径应用 α-2b 干扰素治疗手足口病的疗效观察[J]. 天津医药, 2013, 41(1): 78-79.

［128］曹琳,张磊,田莉,等. 重组人干扰素 α-2b 喷雾剂的抗病毒药效评价及临床观察［J］.中国医药生物技术,2011,6(5):334-336.

［129］宗文燕. 重组人干扰素 a2b 喷雾剂佐治手足口病疗效观察［J］.河北医药,2011,33(18):2808-2809.

［130］药品不良反应信息通报(第 11 期).警惕加替沙星引起的血糖异常、阿昔洛韦与急性肾功能衰竭、利巴韦林的安全性问题.［EB/OL］. http://samr.cfda.gov.cn/WS01/CL1989/11283.html

［131］Lin H,Huang L,Zhou J,et al. Efficacy and safety of interferon-α2b spray in the treatment of hand,foot,and mouth disease:a multicenter,randomized,double-blind trial［J］. Archives of Virology,2016,161(11):1-8.

［132］Wei CH. Clinical and Virological Efficacy of Recombine Human Interferon α-2b for Hand-foot-mouth Disease in Children［J］. Evaluation and Analysis of Drug-Use in Hospitals of China,2013,(11):1018-1020.

［133］Lin H,Huang L,Zhou J,et al. Efficacy and safety of interferon-α2b spray in the treatment of hand,foot,and mouth disease:a multicenter,randomized,double-blind trial［J］. Archives of Virology,2016,161(11):1-8.

［134］Liu SL. Analysis of clinical efficacy of combination human interferon alpha-2b injection in treatment of children with hand foot and mouth disease［J］. Journal of Medical Forum,2016(4):60-62.

［135］Huang Y. Curative effect observation on Recombinant Human Interferon α2b Spray in Hand-foot-and-mouth disease［J］. China Practical Medicine,2014(8):47-48.

［136］Li J,He P,Wang G. Observation of the Curative Effect of Aerosol Inhalation Interferon on the Oral Herpes Nursing of Children with Hand Foot and Mouth Disease［J］. Nursing Journal of Chinese Peoples Liberation Army,2016,33(19):42-43.

［137］刘宇,卢薇,刘丽娅. 导赤散加减方治疗小儿手足口病 80 例观察［J］.实用中医药杂志,2007,23(1):10.

［138］李妮. 清毒颗粒剂治疗小儿手足口病 50 例临床分析［J］.临床和实验医学杂志,2007,6(11):140.

［139］钱焕祥. 解毒透疹汤治疗手足口病 54 例［J］.四川中医,2000,18(2):39.

［140］刘敏. 葛根芩连汤加味治疗小儿手足口病临床观察［J］.广西中医学院学报,2006,9(1):27-28.

［141］高修安,小儿手足口病的辨证思路与临证治疗［J］.中国中西医结合儿

科学,2009,1(1):19-20.

[142] 王银花.自拟清热解毒汤内服外洗治疗手足口病60例[J].中医外治杂志,2004,13(5):48-49.

[143] 张敏涛.清热泻脾散治疗小儿手足口病50例[J].中医儿科杂志,2007,3(5):36-37.

[144] 董巧丽,柏金秀,杨小巍,等.抗病毒口服液治疗手足口病普通病例的疗效观察[J].儿科药学杂志,2012,18(6):27-29.

[145] Liu J,Zhang GL,Huang GQ,et al. Therapeutic Effect of Jinzhen Oral Liquid for Hand Foot and Mouth Disease:A Randomized,Multi-Center,Double-Blind,Placebo-Controlled Trial[J].Plos One,2014,9(4):94466-94474.

[146] 张伟,蒋荣猛,杨巧芝,等.327例手足口病并发中枢神经系统感染的中医药临床研究报告[J].中国全科医学,2011,14(34):3946-3949.

[147] 杨骏,储浩然,程红亮,等.点灸治疗小儿手足口病普通型临床研究[J].中医药临床杂志,2013,25(6):491-492.

[148] 廖景文.中西医结合治疗婴幼儿手足口病普通病例疗效观察[J].吉林医学,2016,37(8):2034-2035.

[149] Wang J,Campbell IL,Zhang H. Systemic interferon-a regulates interferon-stimulated genes in the central nervous system[J].Molecular Psychiatry,2008(13):293-301.

[150] 邓鹏,杨颖,林健东,等.手足口病危险因素的Meta分析[J].中华疾病控制杂志,2013,17(4):310-313.

[151] 郭茹宁,张正敏,杨芬,等.广东省手足口病流行特征和危险因素研究[J].中华流行病学杂志,2009,30(5):530-531.

[152] 徐文体,高璐,张颖,等.天津市手足口病患儿危险因素的病例对照研究[J].中华流行病学杂志,2009,30(1):100-101.

[153] 中华人民共和国卫生行业标准.医院隔离技术规范(WS/T 311-2009)

[154] 中华人民共和国卫生行业标准.医疗机构消毒技术规范(WS/T 367-2012)

[155] Zhu F,Xu W,Xia J,et al. Efficacy,safety,and immunogenicity of an enterovirus 71 vaccine in China[J].N Engl J Med,2014,370(9):818-828.

[156] Hu YM,Wang X,Wang JZ,et al. Immunogenicity,safety,and lot consistency of a novel inactivated enterovirus 71 vaccine in Chinese children aged 6 to 59 months[J].Clin Vaccine Immunol,2013,(12):1805-1811.

[157] Zhu FC,Meng FY,Li JX,et al. Efficacy,safety,and immunology of an

inactivated alum-adjuvant enterovirus 71 vaccine in children in China: a multicentre, randomised, double-blind, placebo-controlled, phase 3 trial [J]. Lancet, 2013, 381 (9882): 2024-2032.

[158] Li R, Liu L, Mo Z, et al. An inactivated enterovirus 71 vaccine in healthy children [J]. N Engl J Med, 2014, 370 (9): 829-837.

[159] Mao Q, Wang Y, Shao J, et al. The compatibility of inactivated-Enterovirus 71 vaccination with Coxsackievirus A16 and Poliovirus immunizations in humans and animals [J]. Hum Vaccin Immunother, 2015, 11 (11): 2723-2733.

[160] Mao Q, Cheng T, Zhu F, et al. The cross-neutralizing activity of enterovirus 71 subgenotype c4 vaccines in healthy Chinese infants and children [J]. PLoS One, 2013, 8 (11): e79599.

[161] Zhang H, An D, Liu W, et al. Analysis of cross-reactive neutralizing antibodies in human HFMD serum with an EV71 pseudovirus-based assay [J]. PLoS One, 2014, 9 (6): e100545.

[162] Liu LD, Mo ZJ, Liang ZL, et al. Immunity and clinical efficacy of an inactivated enterovirus 71 vaccine in healthy Chinese children: a report of further observations [J]. BMC Medicine. 2015, 17 (13): 226.

[163] 中华人民共和国卫生部.《预防接种工作规范》. 卫疾控发[2005]373号.

[164] 卫生部办公厅. 全国疑似预防接种异常反应监测方案[J]. 中国疫苗和免疫, 2011 (1): 72-81.

[165] Sun S, Jiang L, Liang Z, et al. Evaluation of monovalent and bivalent vaccines against lethal Enterovirus 71 and Coxsackie virus A16 infection in newborn mice [J]. Hum Vaccin Immunother, 2014, 10 (10): 2885-2895.

[166] Cai Y, Ku Z, Liu Q, et al. A combination vaccine comprising of inactivated enterovirus 71 and coxsackievirus A16 elicits balanced protective immunity against both viruses [J]. Vaccine, 2014, 32 (21): 2406-2412.

[167] 韦佩俭. 手足口病临床防治研究进展[J]. 中国医学创新, 2015, 12 (11): 153-156.

[168] 韦雪梅. 小儿手足口病的研究及治疗进展[J]. 大家健康(学术版), 2016 (12): 298.

[169] 邹美银, 章幼奕. 手足口病相关细胞因子的研究进展[J]. 传染病信息, 2013 (1): 53-56.

[170] 阴珊珊, 孟祥鹏. 手足口病流行病学及病原学研究进展[J]. 泰山医学

院学报,2014(5):458-460.

[171] 黎念,雷伟.手足口病研究进展[J].重庆医学,2011(1):93-95.

[172] 赵延大,高有方.手足口病发病机制的相关研究进展[J].中外医疗,2015(5):188-190.

[173] 刘雪.肠道病毒71型致病机制研究进展[J].国际儿科学杂志,2013,40(1):68-70

[174] 郭靖.重症肠道病毒71型感染手足口病研究进展[J].中国药业,2015(5):4-6.

[175] 隋吉林.肠道病毒71型手足口病研究进展[J].中国预防医学杂志,2011(4):373-375.

[176] 卫生部办公厅.肠道病毒(EV71)感染诊疗指南(2008年版)[J].临床儿科杂志,2008(6):551-552.

[177] Abramovici G,Keoprasom N,Winslow CY.,et al. Onycholysis and subungual haemorrhages in a patient with hand,foot and mouth disease [J]. British Journal of Dermatology,2014,170(3):748-749.

[178] Iria N,Arianna D,Andreas W,et al. Atypical Forms of Hand,Foot,and Mouth Disease:A Prospective Study of 47 Italian Children [J]. Pediatric Dermatology [J]. 2016,33(4):429-437.

[179] 李紫璞,米庆.手足口病的诊断与治疗[J].山东医药,2017,44(22):67-68.

[180] 黄永健.手足口病诊治过程中易出现的问题及对策[J].中国当代儿科杂志.2017,11(3):231-232.

[181] 毛月燕,姚建华,曹兰芳,等.重症手足口病早期诊断与治疗及其预后[J].中华传染病杂志,2009,27(1):35-38.

[182] 黄甜,李琼芬,沈秀莲,等.云南省手足口病重症病例危险因素分析[J].现代预防医学,2017,44(6):1115-1119.

[183] 茹维平,王彦霞,康锴,等.危重型手足口病临床症状及预警因素分析[J].郑州大学学报(医学版)2011,46(4):608-610.

[184] 金露,黄雪梅.手足口病的皮疹及鉴别[J].医学综述,2012,18(11):1680-1683.

[185] 陆国平.重症手足口病神经源性肺水肿的诊治.[J].中国小儿急救医学.2011,18(1):8-10.

[186] 都鹏飞.手足口病合并神经系统损伤的临床类型及高危因素分析[J].中华传染病杂志,2007,26(7):391-392.

[187] 彭炳蔚,杜志宏,李小晶,等.从临床和磁共振成像看非脊髓灰质炎肠

道病毒71型相关性急性弛缓性瘫痪的演变和预后[J].中华儿科杂志，2012.50(4):255-260.

[188] 国家中医药管理局.中医药治疗手足口病临床技术指南.2012.

[189] 钱素云.手足口病在中国大陆的流行现状及诊治进展[J].中国小儿急救医学,2011,18(1): 1-3.

[190] 段雪飞,李贲,徐艳利,等.手足口病并发中枢神经系统损害159例临床分析[J].传染病信息,2009,22(1): 39-42.

[191] 宋蕊,冯亮,李兴旺,等.鼠神经生长因子治疗手足口病合并中枢神经系统损害的研究[J].中华神经医学杂志,2011,10(7): 741-744.

[192] Pourianfar HR,Grollo L. Development of antiviral agents toward enterovirus 71 infection[J]. Journal of micrology,immunology and infection,2015(48): 1-8.

[193] Chee Wah Tan,Jeffrey Kam Fatt Lai,I-Ching Sam,et al. Recent developments in antiviral agents against enterovirus 71 infection [J]. Journal of biomedical science,2014(21):14.

[194] 赵瑞玲,毛秀娣,张丽锋.利巴韦林在儿科临床应用的安全性评价[J].国际药学研究杂志,2016,43(4): 615-620.

[195] Liu ML,Lee YP,Wang YF,et al. Type I interferons protect mice against enterovirus 71 infection [J]. J Gen Virol, 2005,86(Pt 12): 3263-3269.

[196] Diaz-San Segundo F,Moraes MP,de Los Santos T,et al. Interferon-induced protection against foot-and-mouth disease virus infection correlates with enhanced tissue-specific innate immune cell infiltration and interferon-stimulated gene expression [J]. J Virol. 2010,84(4):2063-2077.

[197] 杜贤宇,杨玲,周业亭,等.三种 α-干扰素亚型结构与功能的研究[J].疾病控制杂志,2004,8(3): 216-218.

[198] 刘鉴峰,刘金剑,褚丽萍,等.雾化吸入干扰素 α-1b 在兔体内的分布及代谢途径[J].医药导报,2013,32(1): 1-5.

[199] 梁勇,王慧君,冉龙国,等.手足口病的临床特点及护理[J].护士进修杂志,2010,25(22): 2108.

[200] 胡雪元,叶玲.634例手足口病患儿的临床观察和护理[J].护理实践与研究,2009,6(8): 59-61.

[201] 沈晶晶.74例手足口病合并病毒性心肌炎患儿的护理[J].中华护理杂志,2010,45(1):73-74.

[202] 钱美英.28例EV71型重症手足口病合并脑炎患儿的循证护理实践[J].中华护理杂志,2011,46(12):1179-1182.

［203］楼晓芳，蒋敏，马美芳，等. 32 例重症手足口病患儿的护理［J］. 中华护理杂志，2009，44（3）：244-246.

［204］浦凯. EV71 所致极重症手足口病患儿的护理［J］. 中国实用护理杂志，2011，27（35）：42-43.

［205］高莉丽，徐敏，贾丽丽，等. 手足口病并发多器官功能衰竭患儿的护理［J］. 中华护理杂志，2009，44（8）：707-708.

［206］马红云. 小儿手足口病的护理［J］. 中国实用护理杂志，2011，27（29）：40-41.

［207］郭丽芳，林梅. 重症手足口病患儿的护理［J］. 中国实用护理杂志，2012，28（4）：50-51.

［208］楼晓芳，周红琴，谢王芳，等. 一例重症手足口病合并急性迟缓性麻痹患儿撤机困难的护理［J］. 护士进修杂志，2012，27（33）：2187-2189.

［209］宋凤美. 循证护理在小儿手足口病合并脑炎护理中的应用观察［J］. 中国医药导报，2014，11（13）：125-129.

［210］许莉，李秋兰，王仁媛. 循证护理在儿科危重症手足口病患儿急救护理中的应用效果［J］. 中国急救医学，2016，36（11）：321-322.

［211］王军英，刘静，易慧娟，等. 重症手足口病并肢体瘫痪儿童早期康复治疗疗效观察［J］. 中国病案，2012，13（7）：71-72.

［212］世淑兰，周百灵，樊茂. 手足口病并发症及其实验室诊断研究进展［J］. 国际检验医学杂志，2015，36（9）：1272-1274.

［213］段雪飞，卢联合，徐艳利，等. 手足口病诊治的临床实践［J］. 中国全科医学，2008，11（10C）：35-37.

［214］赵宁，张凤山，李智伟. 儿童手足口病合并中枢神经系统损害临床特点分析［J］. 中国现代医学杂志，2012，22（30）：68-70.

［215］周大明，沈雷，宗文宏，等. 手足口病并发神经系统损害的临床特点及危险因素分析［J］. 重庆医科大学学报，2010，35（11）：1724-1726.

［216］刘燕敏. 小儿手足口病并发脑炎患儿的脑电图改变及其意义［J］. 中国全科医学，2010，13（7B）：2255-2256.

［217］胡淑琴，王绪韶，冷建武，等. 手足口病患儿血清心肌酶谱检测的临床意义［J］. 临床合理用药，2011，4（12A）：45-46.

［218］孙志豪，李见群，袁满海. 手足口病患儿心肌酶谱与超敏 C 反应蛋白的变化及临床意义［J］. 中外医学研究，2013，11（17）：36-37.

［219］张远达，李荣敏，冀超玉，等. 手足口病合并川崎病 7 例临床分析［J］. 临床儿科杂志，2016，34（1）：13-15.

［220］胡静，石小华，田野，等. 重症手足口病患儿血清及脑脊液中神经元特

异性烯醇化酶水平测定及意义[J].实用医学杂志,2012,28(20):3390-
3391.

[221] 贾翠英,代云峰,单微,等.S100B蛋白在手足口病合并脑炎患儿脑脊
液、血清中的表达与临床意义[J].中国医师杂志,2015,17(7):999-
1001.

[222] 宋新文,申保生,王宏伟.手足口病合并脑炎患者脑脊液和血清肿瘤坏
死因子-α和神经元特异性烯醇化酶的测定及意义[J].中华临床医师
杂志,2013,7(9):4055-4056.

[223] 李云,李维春,武荣.手足口病患儿血清肿瘤坏死因子-α、白介素6与
白介素10水平的变化[J].中国当代医药,2012,19(33):23-24.

[224] 严绍文,邓长柏.手足口病患儿治疗前后血清IL-10、IL-12和肿瘤坏死
因子-α水平的变化[J].黑龙江医学,2016,40(9):811-812.

[225] 贾丽,邢明红,白秀丽.手足口病合并脑炎患儿血清神经烯醇化酶及白
介素-18检测的价值[J].临床儿科杂志,2012,30(11):1095.

[226] 王海军,成怡冰,宋春兰,等.重症手足口病患儿NSE S100β sVCAM-1
和神经肽Y的变化及临床意义[J].中国实用神经疾病杂志,2017,20
(10):29-32.

[227] 曾洪武,黄文献,林飞飞,等.EV71型手足口病中枢神经系统并发症急
性期影像表现分析[J].中国CT和MRI杂志,2013,11(4):22-25.

[228] 张璐,王玉光,方瑞乐,等.手足口病合并急性弛缓性麻痹患儿的脊髓
磁共振特点及临床随访研究[J].中华儿科杂志,2009,47(5):344-348.

[229] 徐艳利,李颖,李兴旺,等.重组人干扰素α2b喷雾剂治疗小儿手足
口病有效性和安全性的多中心对照临床研究[J].中华传染病杂志,
2018,36(2):101-106.